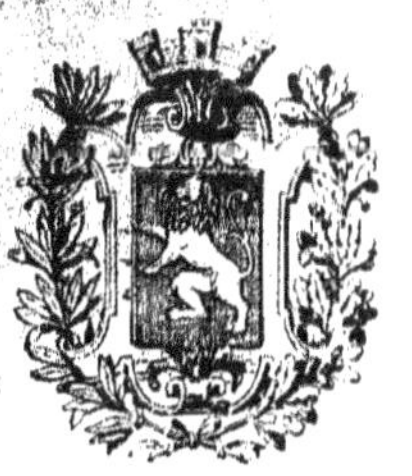

Dʳ G. LOCH

ÉTUDE

CLIMATOLOGIQUE — HYDROLOGIQUE — THÉRAPEUTIQUE

DE

THONON-LES-BAINS

« A toi, Patrie chablaisienne, toutes
nos pensées ! A toi notre amour
Souris à tes enfants, étale à nos yeux
tes richesses, sois prodigue en tes
bienfaits.
« J. DESSAIX. »

A.-H. STORCK, ÉDITEUR
LYON

Dʳ G. LOCHON

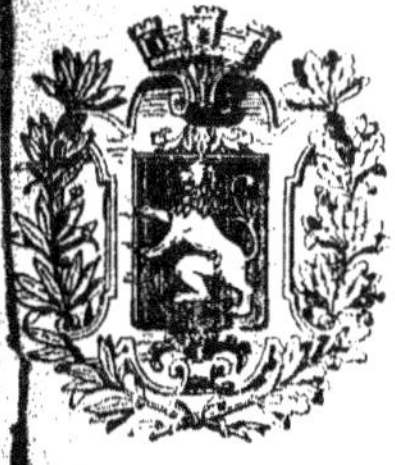

ÉTUDE

CLIMATOLOGIQUE — HYDROLOGIQUE — THÉRAPEUTIQUE

DE

THONON-LES-BAINS

« A toi, Patrie chablaisienne, toutes
nos pensées ! A toi notre amour
Souris à tes enfants, étale à nos yeux
tes richesses, sois prodigue en tes
bienfaits.
« J. DESSAIX. »

A.-H. STORCK, ÉDITEUR
LYON

*Arrivé au terme de nos études médicales, nous
tenons à rendre hommage à tous ceux qui, à la Faculté
ou dans les hôpitaux, nous ont prodigué leurs conseils
et leur enseignement.*

*M. le professeur Lépine, en acceptant la présidence de
notre thèse, nous a fait un honneur dont nous sentons
tout le prix. Il nous a prouvé, une fois de plus, combien
ce maître éminent s'attache à ses élèves. Qu'il reçoive ici
l'expression de notre respectueuse gratitude.*

*M. le professeur Lortet, doyen de la Faculté de méde-
cine, en nous prenant comme préparateur dans son laboratoire, nous a permis de nous familiariser avec les
manipulations microbiologiques, devenues aujourd'hui
le corollaire indispensable du diagnostic médical. Nous
le prions de vouloir bien accepter ici, avec nos hommages,
nos plus sincères remerciements.*

*Au Laboratoire, nous avons appris à connaître et à
apprécier M. le professeur agrégé G. Roux, Directeur
du bureau d'hygiène de Lyon. Il nous a donné à maintes
reprises ses conseils pendant la durée de nos expériences
biologiques sur les eaux de Thonon. Nous le remercions
donc de sa participation à notre travail et de la bienveillance qu'il nous a toujours témoignée.*

*Durant les deux mois que nous avons passés à l'Ecole
d'hydrologie de Bagnères-de-Luchon, nous avons suivi*

avec grand intérêt le savant enseignement du Dr Garrigou, professeur à la Faculté de Toulouse. Il nous a fait entrevoir l'étude des eaux minérales sous un jour tout nouveau et appris à aimer l'hydrologie. Grâce à lui, et à son chef de travaux M. Boulade, nous avons pu entreprendre l'analyse chimique des eaux de Thonon. Les remerciements que nous adresserons donc à ce maître et à son dévoué collaborateur ne pourront jamais égaler notre reconnaissance.

Parmi nos maîtres dans les hôpitaux le Dr H. Mollière a droit à toute notre gratitude. Pendant les six mois passés dans son service en qualité d'externe, il a mis à notre disposition ses malades en nous laissant expérimenter sur eux les propriétés thérapeutiques de l'eau de Thonon. Nous nous souviendrons toujours de la façon cordiale dont il nous a reçu, et nous chercherons à mettre en pratique les sages préceptes que nous avons recueillis durant ses cliniques au lit du malade.

Merci enfin aux professeurs Gayet et Laroyenne, à MM. les Professeurs agrégés Aug. Pollosson et Condamin, aux médecins des hôpitaux les Docteurs Rabot et Mouisset, dont nous conservons le meilleur souvenir.

Nous n'avons garde d'oublier les Docteurs Repelin, Villard et Ph. Genoud, qui ont bien voulu nous traiter en amis plutôt qu'en aînés, et nous initier à la pratique journalière des hôpitaux.

Lyon 31 décembre 1896.

AVANT-PROPOS

Thonon, chef-lieu d'arrondissement du département
de la Haute-Savoie, ancienne capitale du Chablais, est
une petite ville de 6000 habitants environ, construite à
430 mètres au-dessus du niveau de la mer.

Sa situation est merveilleuse : elle s'adosse aux premiers contreforts des Alpes de Savoie et surplombe le lac
Léman qui vient baigner le pied du plateau sur lequel
elle est bâtie. Placée au débouché des belles et riantes
vallées du haut Chablais, elle forme un centre d'excursions
remarquable, tandis que les nombreux bateaux qui tou-
chent à son port permettent aux touristes de se transporter rapidement et agréablement sur les divers points
de la côte suisse ou de Savoie.

Le 30 janvier 1888, un décret du président Carnot
autorisait la ville de Thonon à prendre le nom de *Thonon-
les-Bains*. On lui reconnaissait ainsi le titre officiel de
station balnéaire auquel elle avait droit depuis la découverte des propriétés thérapeutiques et curatives de ses
eaux minérales.

Ces eaux, nous nous proposons de les étudier ici, faisant précéder toutefois notre travail hydrologique de la climatologie de la région. Nous examinerons donc successivement :

I. — Le climat, l'hygiène et la mortalité de Thonon (*Thonon climatologique*).

II. — L'eau minérale considérée en elle-même, c'est-à-dire son histoire, son origine, son captage, ses propriétés physiques, chimiques et biologiques (*Thonon hydrologique*).

III. — L'eau minérale considérée dans ses rapports avec l'organisme, c'est-à-dire dans ses effets thérapeutiques (*Thonon thérapeutique*).

I. — THONON CLIMATOLOGIQUE

I. — CLIMATOLOGIE

Dans le choix d'une station balnéaire, le médecin doit tenir compte non seulement de la composition chimique de l'eau mais encore d'un certain nombre de conditions adjuvantes au traitement, telles que l'altitude, l'humidité de l'air, sa température, etc. Le praticien, en un mot, doit connaître ce que Fonssagrives appelle la *formule météo-rologique,* c'est-à-dire la manière d'être habituelle du pays où il envoie son malade.

Malheureusement, peu d'établissements balnéaires sont dotés de postes météorologiques permettant d'enregistrer au jour le jour les observations donnant les éléments climatologiques nécessaires. Toutefois, nous espérons qu'avant peu le vœu des congressistes de Clermont-Ferrand (1) sera réalisé et qu'on pourra connaître et comparer la climatologie des diverses stations comme on le fait actuellement pour l'hydrologie.

(1) Dans une des dernières séances du Congrès d'hydrologie tenu à Clermont en octobre 1896, la section de climatologie, comme consécration de ses travaux et discussions, a émis le vœu que dans le jardin de chaque établissement balnéaire on installât un poste météorologique en communication avec l'observatoire météorologique le plus proche.

La *climatologie* est l'étude spéciale des phénomènes météorologiques exerçant une influence directe sur la vie organique animale ou végétale. Ce n'est donc qu'une des branches de la météorologie, science générale qui fait connaître l'ensemble des phénomènes physiques de l'atmosphère.

Les facteurs importants entrant dans la constitution d'une formule météorologique d'un pays sont :

1° La température ;

2° L'état hygrométrique :

3° La pureté de l'atmosphère.

Nous allons successivement étudier chacun de ces facteurs dans la région de Thonon-les-Bains, afin de pouvoir donner sur notre station balnéaire une appréciation climatologique que nous chercherons à rendre aussi exacte que possible.

I. — TEMPÉRATURE.

Les observations thermométriques ont une importance capitale dans l'étude d'un climat, car la température exerce une grande influence sur la santé des habitants. C'est donc par là que nous devons commencer.

La température d'un point quelconque du globe dépend essentiellement de sa situation géographique et topographique, mais ne peut toutefois pas en être déduite *a priori*. En effet, à côté de causes générales (altitude, latitude, etc.) qui caractérisent un climat, on doit tenir compte des causes particulières (situation par rapport aux divers accidents de terrain, voisinage des nappes liquides, etc...), qui donnent la note particulière à la localité dont on veut étudier la climatologie.

a) *Latitude*. — **La latitude d'un lieu représente la posi-**tion de ce pays par rapport à l'équateur ; or nous savons par expérience qu'on perd un degré de température a mesure que l'on s'éloigne de l'équateur de deux degrés.

L'importance de la latitude en climatologie découle de ce fait que toute la chaleur de la terre venant du soleil, elle doit être distribuée inégalement à la surface du sol selon l'angle de chute.

Thonon est à 46°21′45′ de lat. nord.

b) *Altitude*. — L'altitude a une importance capitale sur la température d'un pays. On admet généralement que pour 150 mètres d'élévation, la température s'abaisse d'un degré.

Thonon est exactement à 430 mètres au-dessus du niveau de la mer. Sa température générale doit donc être approximativement inférieure de près de 3 degrés à la température de la ville de La Rochelle située sur le même degré de latitude et où la température constante moyenne (1) est de 11° 7 C. par an.

c) *Vents*. — Si l'altitude et la latitude donnent à un climat sa note dominante, ce sont les vents qui, en agitant l'air, et déterminant la sécheresse ou la pluie, achèvent de le caractériser.

La ville de Thonon-les-Bains est située au bord du lac, au pied des derniers contreforts des Alpes, au débouché des profondes vallées creusées par les rivières des Dranses qui viennent se déverser dans le Léman.

1 Nous avons choisi ici comme terme de comparaison, les températures prises dans une ville à climat maritime, située sur le 46ᵉ degré de Latitude Nord, et qu'on peut rapprocher un peu du climat lacustre de Thonon.

G. LOCHON.   2

Une semblable position topographique expose naturellement la ville aux vents nombreux de la région.

Ces vents peuvent se répartir en *Brises*, *Vents généraux*, *Vents d'orage*.

Les Brises sont des courants locaux qui soufflent en l'absence des vents généraux, avec une intensité relativement faible. Elles sont déterminées par la différence de température entre les diverses régions du pays, eau et terre ferme d'une part (brises lacustres), montagne et plaine d'autre part (brises de montagnes).

Ces brises dont la formation a été fort bien étudiée par M. A. Forel (1) ajoutent leurs effets, de sorte qu'à Thonon, il ne semble exister en vingt-quatre heures que deux brises, l'une de terre, le *Morget* (2) qui souffle de 5 heures du soir à 9 heures du matin souvent avec assez de force pour produire des vagues « à moutons » et le *Rebat* ou brise de lac, soufflant avec peu d'intensité de 10 heures du matin à 4 heures de l'après-midi. Plus la différence de température entre l'air, la terre, l'eau et la montagne est grande, plus ces brises sont fortes, d'où il résulte que la température estivale de Thonon est tempérée et très douce.

(1) L'étude de la formation de ces brises ne ressort pas directement de la climatologie, nous n'en parlerons donc pas, préférant renvoyer le lecteur aux intéressantes descriptions que M. A. Forel nous en donne dans son ouvrage sur le Léman (Lausanne 1895).

(2) *Morget* (Morgeasson quand la brise est faible) tire son nom de la ville de Morges où il souffle avec beaucoup d'intensité. — La dénomination s'est étendue à tous les bords du lac et les bateliers disent couramment *s'emmourger* pour signifier partir du port sous la voile, car ils profitent toujours des brises de terre pour gagner le large.

On appelle *Morget d'automne ou de neige*, une brise non périodique, continue, qui survient au commencement de l'hiver et qui est due à la différence constante de température existant entre l'air et l'eau.

Les Vents généraux soufflent parallèlement aux vallées ; on les désigne en Savoie sous les noms de *Sudois, Bise, Joran* et *Vaudaire*.

Le Sudois, vent de Genève, ou vent de la pluie, vient du midi (sud-ouest). C'est le plus fréquent et le plus fort des vents des régions de latitude moyenne (44 jours par an environ d'après M. A. Forel). Il est chaud, humide, caractérisé par un ciel nuageux et la pluie.

La Bise est un vent froid (nord-est) qui dans nos pays a une intensité remarquable et une assez grande fréquence (42 jours par an généralement par série de 3-6-9) surtout en mars, novembre et décembre. Quelquefois la bise souffle par un simple temps couvert : c'est la *Bise noire*. Cet aspect du ciel a pour cause la condensation, au contact de l'air froid, des courants supérieurs venant du sud.

Le Joran est un vent du nord-ouest mal caractérisé, chaud, humide, le plus souvent suivi de la bise.

Le Vaudaire (*Fœhn* des Suisses) est un vent du sud-est qui souffle principalement sur le haut lac ; il est assez chaud et sec ; sa fréquence d'après M. A. Forel est de dix-neuf jours environ par an.

Les Vents d'orage soufflent dans toutes les directions; généralement ils se développent sur les sommets des montagnes et se dirigent vers le lac. Quand ils viennent de la vallée de la Dranse, on les appelle *Bornant*. Ces vents d'orage sont assez rares dans notre région, comme les orages eux-mêmes.

Tissot dans ses observations météorologiques de la Haute-Savoie (*Revue Savoisienne* 1890) donne en effet comme moyenne annuelle 44 jours orageux dans le département et seulement deux pour le canton de Thonon.

d) *Voisinage du lac*. — L'absence des orages, la présence des brises et la régularité de la température de la région de Thonon sont dues au voisinage du lac Léman au bord duquel est bâtie la ville. Le lac, en effet, semblable à une petite mer, fournit une énorme quantité de vapeur d'eau qui, en se dispersant et en se diffusant sur les contrées voisines, égalise les températures, diminue les brusques transitions des différentes saisons tout en élevant la moyenne thermique annuelle.

Ce rôle de régulateur joué par le lac est connu depuis longtemps. Il permet d'expliquer pourquoi on trouve dans notre région, en même temps que les plantes et végétaux de la plaine, ceux des montagnes et des contrées méridionales de la France.

La température moyenne du lac est toujours supérieure à celle de l'air sauf en avril et en mai. Cette observation ressort directement des études faites par M. A. Forel sur l'action climatique de la température lacustre.

Il donne comme moyenne les chiffres suivants :

Tableau I

	Hiver	Printem.	Été	Automne	Année
Température de l'air.	+ 1°,2 c.	+ 9,1	+ 17,9	+ 10,0	+ 9,6
Température du lac.	+ 6°,2 c.	+ 9.0	+ 19,1	+ 14,1	+ 12,1
Différence.........	+ 5° c.	— 0,1	+ 2,0	+ 4,1	+ 2,5

Si la moyenne des températures du lac est supérieure à celle de l'air ambiant, il faut savoir que les chiffres qui composent ces moyennes nous présentent des variations journalières intéressantes. Ainsi durant la journée, le lac a une tendance à être moins chaud que l'air, la nuit le phénomène inverse a lieu.

Pendant le jour, les masses liquides se réchauffent donc et rendent la nuit à l'air ambiant, plus vite refroidi que l'eau, les calories emmagasinées pendant la période *diurne*.

De ce double phénomène résulte une régularité thermique très nette, c'est-à-dire un abaissement sensible dans les fortes températures estivales et, l'hiver, un froid moins grand dans les pays riverains du lac que dans les contrées voisines (1).

Une seconde influence du Léman sur l'atmosphère est due à la réflexion de la chaleur par le miroir du lac. L'insolation, par suite de la réflexion sur la nappe liquide des rayons lumineux, est rendue plus longue : les jours courts de l'hiver sont ainsi augmentés de durée et leur température froide sensiblement relevée.

Connaissant les causes principales qui peuvent influer sur la température de Thonon-les-Bains, il nous reste à donner les chiffres moyens de cette température obtenus avec les observations journalières de quatre années consécutives (1892-1896).

En additionnant les chiffres extrêmes fournis par un thermomètre (maxima et minima) à 9 heures du matin

à 2 — du soir

à 4 — du soir

(1) Durant l'hiver 1879, il a été facile de constater ce fait : à Lyon et à Paris le thermomètre est descendu à — 35° C., celui de l'observatoire de Genève n'a pas dépassé — 15° C.

Nous arrivons à donner le tableau suivant :

Tableau II

	Moyenne		Moyenne		Moyenne
Décembre ...	$+ 3^1$				
Janvier......	$- 2^0,6$	Hiver......	$+ 1^n,3$		
Février......	$+ 0^0,9$				
Mars	$+ 5^0$				
Avril...	$+ 10^0$	Printemps .	$+ 9^n,6$		
Mai	$+ 14^0$				
				Année....	$9^n,7$
Juin.........	$+ 18^0,1$				
Juillet	$+ 18^0,7$	Été....... .	$+ 18^0,9$		
Août.	$+ 20^0$				
Septembre...	$+ 16^0$				
Octobre.	$+ 6^0,2$	Automne...	$+ 9^0,4$		
Novembre. .	$+ 6^0,1$				

Si nous comparons cette moyenne annuelle à celle des différentes villes, nous trouvons :

A Paris 10^n8

Lyon 11^n8

Genève 9^o2

Londres 9^n8

Lausanne 9^o3

Montreux 10°

Thonon jouit donc d'une température moyenne presque analogue à celle de Genève et légèrement inférieure à celle de Londres et Paris. Les températures extrêmes enregistrées sont : minimum — 17° C.

maximum + 30° C.

Les journées les plus froides ont lieu du 25 janvier au 5 février, les plus chaudes, du 15 au 25 juillet.

Le nombre moyen (1) des jours de gelée à Thonon-les-Bains est donné par le tableau suivant qui indique dans sa première colonne, les jours où le thermomètre descend au-dessous de zéro, et, dans sa seconde, celui où il ne remonte pas au-dessus.

	Jours de gelée.	Jours de non-dégel.
Octobre.	1	0
Novembre.	8	0
Décembre.	17	5
Janvier.	24	15
Février.	19	4
Mars	12	2
Avril	1	0
Mai.	0,3	0
Année	91,3	21

En considérant la différence des températures journalières nous voyons que le maximum de la journée se trouve à 3 heures de l'après-midi dans les mois d'avril à septembre, à 2 heures dans les six autres mois ; le maximum a lieu à 3 heures du matin en juin, à 4 heures en avril, mai, juillet, septembre, à 5 heures en mars et octobre, à 6 heures en février et novembre, à 7 heures en janvier et décembre.

Par sa situation au bord du Léman, Thonon a donc une température relativement constante malgré son altitude. L'été les grandes chaleurs sont tempérées par les brises du lac, et les froids de l'hiver, subissant eux aussi l'heureuse influence lacustre, ont une durée et une intensité moindres.

(1) Observations de quatre années consécutives, 1892-1896.

II. — État hygrométrique

Si le voisinage du lac influe sur la température de Thonon, il est bien évident qu'il doit avoir une action capitale sur l'état hygrométrique de la région. Cette énorme masse d'eau, subissant les variations atmosphériques, fournit une grande quantité de vapeur d'eau qui se diffuse dans l'air en le saturant plus ou moins selon les saisons. Cette vapeur d'eau se condense pour former les nuages. Ceux-ci influent sur la climatologie soit en augmentant la quantité de pluie, soit en empêchant l'insolation de la contrée.

Nous aurons donc à examiner dans ce chapitre successivement l'humidité de l'atmosphère, la nébulosité et le régime des pluies.

a) *L'humidité de l'atmosphère* peut être mesurée par différents procédés : en exprimant la tension de la vapeur d'eau par le nombre de millimètres de mercure dont l'état d'humidité de l'air élève la colonne barométrique (1)

(1) La climatologie, contrairement à la météorologie, ne fait pas jouer à la pression atmosphérique un rôle important. En effet, une fois la pression normale d'un lieu connue, les différences journalières dans les pressions sont trop faibles pour que l'organisme humain puisse s'en ressentir. Les variations barométriques dans nos régions ne dépassent jamais trois centimètres de mercure et n'arrivent même à ce chiffre qu'accidentellement. On doit toutefois savoir que les variations journalières, toujours très faibles, ont leur maximum à 9 heures du matin et 10 heures du soir et leur minimum à 4 heures du matin et 4 heures du soir.

Quant aux variations annuelles, le maximum est en janvier et le minimum en juillet.

(*humidité absolue*) ou en cherchant la fraction de saturation, c'est-à-dire le rapport entre la quantité de vapeur d'eau que contient réellement l'air et celle qu'il contiendrait à la même température s'il était saturé (*humidité relative*).

Pour toutes les stations des bords du iac, les différences entre les nombres obtenus sont si peu saillantes qu'on peut avec M. A. Forel adopter les suivants comme chiffres moyens uniques pour toutes les rives du lac :

Hiver . . . 85
Printemps. 72
Eté 71
Automne. . 84
Année. . . 78 (1)

et comme extrêmes :

(2) Humidité absolue : maximum, 20,34 $^{m/m}$.

          minimum, 1,05.

  Humidité relative : maximum, saturation fréquente.

          minimum, 0,11.

Comme pour la température, l'humidité exprimée par les moyennes ne peut donner l'état réel des choses. D'un jour, d'une heure à l'autre, cette humidité varie ; dans les jours froids, la quantité absolue de vapeur d'eau est ordinairement plus faible mais sa quantité relative est plus forte ; l'inverse se produit durant les grandes chaleurs. L'air est le plus humide entre 4 et 6 heures du matin, le plus sec entre 2 et 4 heures du soir.

(1) Le chiffre 0, jamais atteint d'ailleurs, équivaut à sécheresse complète, et 100, pluie ou brouillard.

(2) *Etude sur le climat de Genève*, par E. PLANTAMOUR, II, 190.

De novembre à janvier, il y a un maximum au moment le plus chaud de la journée, un minimum au moment le plus froid. Dans les neuf autres mois il y a un double minimum, l'un à l'heure la plus chaude, l'autre à l'heure la plus froide, le double maximum est aux heures intermédiaires (1).

b) *Nébulosité*. — Quand l'air est saturé, l'humidité se précipite en gouttelettes fines dont l'ensemble forme, suivant la hauteur atteinte, les nuages ou le brouillard.

La forme des *nuages* n'intéresse pas le climatologiste qui tient seulement à savoir quelle est chaque jour la surface céleste cachée par les nuages. Ceux-ci jouent le rôle d'un grand écran interposé entre le soleil et la terre empêchant les rayons caloriques d'arriver jusqu'à nous. D'après l'observation, nous trouvons dans la région de Thonon que le ciel est plus souvent et sur une plus grande étendue voilé de nuages qu'il n'est découvert, sauf de juillet à septembre où nous avons plus de bleu que de gris au firmament.

Le brouillard assez fréquent dans le petit lac et à Genève est rare à Thonon. Faut-il attribuer ce fait à la différence de température de 3 degrés C. entre les eaux du grand et du petit lac (2) ou à l'absence de poussières dans l'atmosphère qui recouvre le Léman. On sait en effet qu'une théorie nouvelle explique la formation du brouillard par la présence dans chaque gouttelette d'une particule solide de poussière, sur laquelle l'eau s'est condensée. Quoiqu'il en soit, on ne compte dans notre région que

(1) M. A. FOREL. — *Le Léman*, 1, 282.
(2) M. A. Forel.

4 à 5 journées de brouillard par an et seulement durant l'automne et l'hiver.

c) *Régime des pluies*. — L'humidité atmosphérique se condensant en gouttes pesantes, forme, suivant la température de l'air, la pluie ou la neige.

D'après les statistiques publiées dans la *Revue savoisienne* (1870-1890) (1) et comparées à celles données par M. A. Forel, nous pouvons dire qu'il pleut dans notre pays un peu moins d'un jour sur trois, soit 120 jours environ par an. La fréquence des pluies est plus faible en hiver qu'en été, au printemps qu'en automne.

Octobre est le mois qui donne le plus d'eau, février celui qui en donne le moins.

Nous publions ici sous forme de tableau la hauteur de pluie, mesurée en millimètres, tombée dans les principales stations de la Haute-Savoie et des bords du lac.

Tableau III

Altitudes	Moyenne annuelle	Hiver	Printemps	Été	Automne	Nombre des jours de pluie par an
448 Annecy.	1.369.9	232.3	325.2	406.6	405 8	150 »
435 Annemasse	806.6	121.4	185.3	139.3	260.6	112 »
380 Evian.	1 077.5	168.6	253 »	338.4	317.5	121 »
375 Genève	816 »	136 »	183 »	227 »	269 »	122.7
380 Montreux.	1.322 »	211 »	359 »	426 »	336 »	120.4
431 Thonon.	1.013.8	81.4	212.1	489 6	230.7	119 »

Comme on le voit dans ce tableau qui peut servir de résumé à ce chapitre, il pleut moins à Thonon que dans

(1) M. V. Raulin. — *Revue savoisienne.*

tous les ports du grand lac. Ce fait paraît s'expliquer par la situation même de la ville bâtie sur une terrasse de 55 mètres au-dessus du niveau des eaux.

Ce point est important à signaler car il constitue une des supériorités climatologiques et hygiéniques de Thonon sur la plupart des villes construites au bord même du lac et exposées par là même à toute l'humidité qui se dégage de la nappe liquide.

III. — Pureté de l'atmosphère.

Si la température et l'humidité ont une grande importance dans l'étude d'un climat, on comprend facilement que les qualités chimiques et biologiques de l'air doivent avoir, elles aussi, une influence manifeste sur la santé des habitants.

Au point de vue *chimique*, l'air peut être souillé par le dégagement dans l'atmosphère de gaz délétères (1) provenant soit des usines, soit de la putréfaction des eaux ménagères et usagées. La situation économique de notre pays (2)

(1) Oxyde de carbone, acide carbonique en trop grande quantité, ammoniaque, hydrogène phosphoré, sulfuré, acides nitreux, nitrique, etc.

(2) Le territoire des arrondissements de Thonon, Bonneville et Saint-Julien, limitrophes de la Suisse, fut constitué après l'annexion de la Savoie à la France (1860) en *zone franche*. Tous les produits et marchandises de l'étranger à destination de la zone passent en transit et sans être soumis aux droits de la douane française. Par contre, pour entrer en Suisse ou en France, tout objet sortant de la zone est passible des tarifs douaniers. — On comprend dès lors toutes les difficultés qui peuvent surgir, et l'entrave apportée à l'industrie par un tel état de choses.

rendant tout commerce difficile, ne permet pas d'utiliser pour l'industrie les forces motrices qu'on y trouve. Par suite, aucune cheminée d'usine ne vient souiller la pureté de l'atmosphère ; d'autre part, le terrain sur lequel la ville est construite est très perméable, nous n'aurons donc pas à craindre ici les émanations dues au défaut d'écoulement des eaux ménagères.

Au point de vue *biologique*, l'air d'un pays peut contenir des poussières minérales, organiques et industrielles. Ces corpuscules peuvent se trouver en suspension dans l'atmosphère, souvent en abondance ; ils ont des dimensions microscopiques et peuvent être transportés facilement par les vents.

On comprend aisément que les courants venant des montagnes puissent être riches en poussières minérales, tandis que les brises de lac doivent être dénuées de germes et corpuscules de toutes sortes.

A Thonon, toutefois, ces poussières atmosphériques sont peu nombreuses ; faut-il en rechercher la cause dans la fréquence des pluies de la région ? l'expérimentation ayant prouvé que, durant les périodes pluvieuses et humides, le nombre des corps étrangers tenus en suspension dans l'air est 6 à 8 fois moindre qu'à l'époque de la sécheresse.

La chose est fort probable. Nous ne voudrions toutefois pas l'affirmer, pour ne pas être exposé à nous démentir plus tard quand les expériences, que nous avons l'intention de diriger dans ce sens, auront permis d'arriver à un résultat.

Nous possédons actuellement les principaux facteurs entrant dans la constitution de la formule météorologique de notre station, il ne nous reste plus qu'à établir cette formule pour résumer ce chapitre. Nous dirons donc que la ville de Thonon-les-Bains jouit, grâce à la présence du lac, de qualités qui en font une station climatologique de premier ordre ; malgré son altitude, elle a une température relativement constante ; l'air est pur, saturé et toujours tempéré par les brises lacustres.

Dans de semblables conditions l'hygiène doit être parfaite et la mortalité de notre ville ne saurait être élevée.

II. — MORTALITÉ

————

Il serait puéril de décrire tout ce qui constitue le climat d'une ville et de lui attribuer des avantages quelconques si les statistiques de la mortalité allaient à l'encontre du but que l'on se propose.

Ce n'est point le cas pour Thonon-les-Bains.

Le total des décès, mort-nés compris, inscrits sur les registres de l'état civil de la mairie de Thonon de 1881 à 1895 s'est élevé à 2067 se répartissant ainsi :

Du 1er janvier 1881 au 31 décembre 1891, soit 10 ans, pour une population de 5447 habitants = 1228 décès.

Du 1er janvier 1891 au 31 décembre 1895, soit 5 ans, pour une population de 5780 habitants = 780 décès.

Dans la première période on a donc un coefficient de mortalité de 2,36 % une moyenne annuelle de 128 décès, soit une mortalité de 1 pour 41 habitants.

Dans la seconde, le coefficient de mortalité s'est élevé à la suite des deux épidémies d'influenza à 2,70 %, soit une moyenne annuelle de 156 décès, c'est-à-dire 1 pour 39 habitants.

Si dans la mortalité nous considérons non plus les

chiffres absolus, mais l'âge des décédés, nous pouvons répartir ainsi les 2067 décès des quinze dernières années.

```
1ʳᵉ enfance, . . . . .   281 décès.
    de 1 à 5 ans. . . .   172  —
    de 5 - 20 — . . . .   152  —
    de 20 - 40 — . . . .  284  —
    de 40 - 60 — . . . .  389  —
    de 60 - 70 — . . . .  366  —
    de 70 - 80 — . . . .  319  —
au-dessus de 80 — . .      94  —
```

La vie moyenne serait donc d'après ces chiffres à Thonon de 48 ans environ, tandis qu'elle n'est que de 35 dans la plupart des villes de France et 40,1 dans les campagnes.

Parmi les 94 octogénaires morts en quinze ans, nous trouvons 41 hommes et 53 femmes, différence qui s'explique facilement quand on recherche les principales causes de la mortalité dans notre région. Les maladies de foie et les cirrhoses presque toujours alcooliques sont fréquentes et ne frappent guère que le sexe fort qui se livre, hélas ! trop souvent à la boisson. Les hommes également sont, par leur genre de vie et leurs travaux, plus exposés que les femmes à contracter des rhumatismes articulaires qui font tant de ravages dans nos contrées, en laissant généralement chez les sujets qu'ils atteignent des affections cardiaques.

Les maladies du poumon et des bronches sont assez fréquentes, surtout dans la saison froide (janvier-mars) et frappent également les deux sexes.

Les maladies épidémiques, par contre, sont presque complètement inconnues : on ne cite pas d'exemple (1)

(1) Il faut excepter toutefois l'épidémie d'influenza qui fit beaucoup de victimes chez les malades atteints d'une affection organique antérieure.

d'épidémies meurtrières ayant sévi à Thonon comme dans les autres villes présentant la même agglomération d'habitants.

En résumé, on meurt à Thonon principalement du foie, du cœur et du poumon, surtout dans la saison froide.

Remarquons en passant qu'on a très rarement constaté chez les malades du pays des affections rénales ou vésicales dues à la présence des calculs dans les voies urinaires.

L'excellence du climat de Thonon ressort nettement de ces données. Nous n'insisterons pas davantage préférant aborder de suite l'étude de cette eau minérale qui chaque année attire sur la rive du Léman les malades venus pour y chercher la santé.

II. — THONON HYDROLOGIQUE

CHAPITRE PREMIER

Géologie de la région de Thonon-les-Bains

BIBLIOGRAPHIE

I. — Auteurs consultés

De Mortillet . . . . . . *Aperçu géologique des Voirons.*
Favre (Alp.) . . . . . . *Mémoire sur les terrains liasiques et keu-*
          périens de la Savoie.
Favre (Alp.) . . . . . . *Recherches géologiques de la Savoie.*
Schardt-Favre . . . . . *Descriptions géologiques des Préalpes.*
Gillieron . . . . *Terrains crétacés des Alpes et Préalpes.*
F.-A. Forel . . . . . . *Le lac Léman, précis scientifique, 1886.*
     » . . . . . . *Le Léman, Lausanne, 2 vol. 1892.*
C. de Mortillet . . . . *Géologie et minéralogie de la Savoie.*
H. Douxami . . . . . . *Étude sur les terrains tertiaires de la Savoie*
          et du Dauphiné (Thèse de Lyon 1896).

II — Cartes consultées

Environs du Mont-Blanc (Favre).
Canton de Genève.
Carte géologique suisse.
Carte topographique géologique de France à 1/80.000, n° 150.

L'étude des propriétés physiques, chimiques et biologiques des eaux minérales de Thonon-les-Bains nécessite la connaissance préalable de la géologie de la région qui leur donne naissance. Etudier cette région, c'est connaitre leur origine, c'est suivre leur trajet, c'est expliquer leur température et leur minéralisation.

Les eaux minérales de Thonon-les-Bains prennent naissance à 2.500 mètres de la ville ; leurs sources jaillissent au fond d'une cuvette creusée dans un terrain de 461 mètres d'altitude, non loin de la colline des *Allinges* (1), prolongement du massif des *monts Voirons*. Cet endroit ombragé, caractérisé par sa forme curieuse due à de nombreuses dépressions de terrain, porte le nom de *la Versoie* (2).

Au point de vue géologique, la situation de la Versoie est tout à fait caractéristique. A une distance relativement faible du lac de Genève (2.300 mètres environ), elle se trouve placée entre les deux axes décrits et constatés par tous les géologues dans le bassin du Léman, *l'axe anticlinal molassique* au nord et *l'axe de renversement des couches* au sud (*Voyez la carte, fig. I*).

(1) La dénomination d'Allinges date de la domination du pays par les Burgondes. Cette colline, spécialement réservée pour les pâturages, reçut le nom d'*Allinges* qui, dans la langue germanique, signifie *Champ de tous*, ou mieux, pâturages communs (*All*, tous et *inge* ou *ange*, aujourd'hui anger, pacage).

Vers la même époque prirent naissance autour de la colline ces hameaux qui portent encore de nos jours les noms teutoniques de Commelinge, Mesinge, Cursinge, Jussinge, etc...

(Gonthier.— Le Château des Allinges, 1881.)

(2) Le mot Versoie ou Versoye est un mot très ancien, on le retrouve dans un document authentique du 3 juin 1570 (Erection du comité d'Allinges par le duc de Savoie Emmanuel-Philibert).

Il provient très probablement de la domination romaine, alors que le Chablais était province latine. Versoie vient en effet de *versare*, fréquentatif de *vertere* (s'écouler en s'épanchant), d'où la vieille expression du moyen âge, l'eau versoie (du verbe versoyer), pour dire qu'elle s'écoule lentement.

4° 60'
Lausanne
Y'
Playaux
LAC LÉMAN
Alt. 375 m.
les Bains
Évian-les-Bains
46° 21'
SUISSE
Biot
Abondance
Dranse d'Abondance
Dranse de Biot
LE CHABLAIS
Axe mollassique anticlinal
Ligne de renversement des couches
Dranse de Bellevaux
Montriond
Genève
SUISSE
Salève
Y
o St Jeoire
4° 60'
Fig. 1
Echelle : 1/500 000

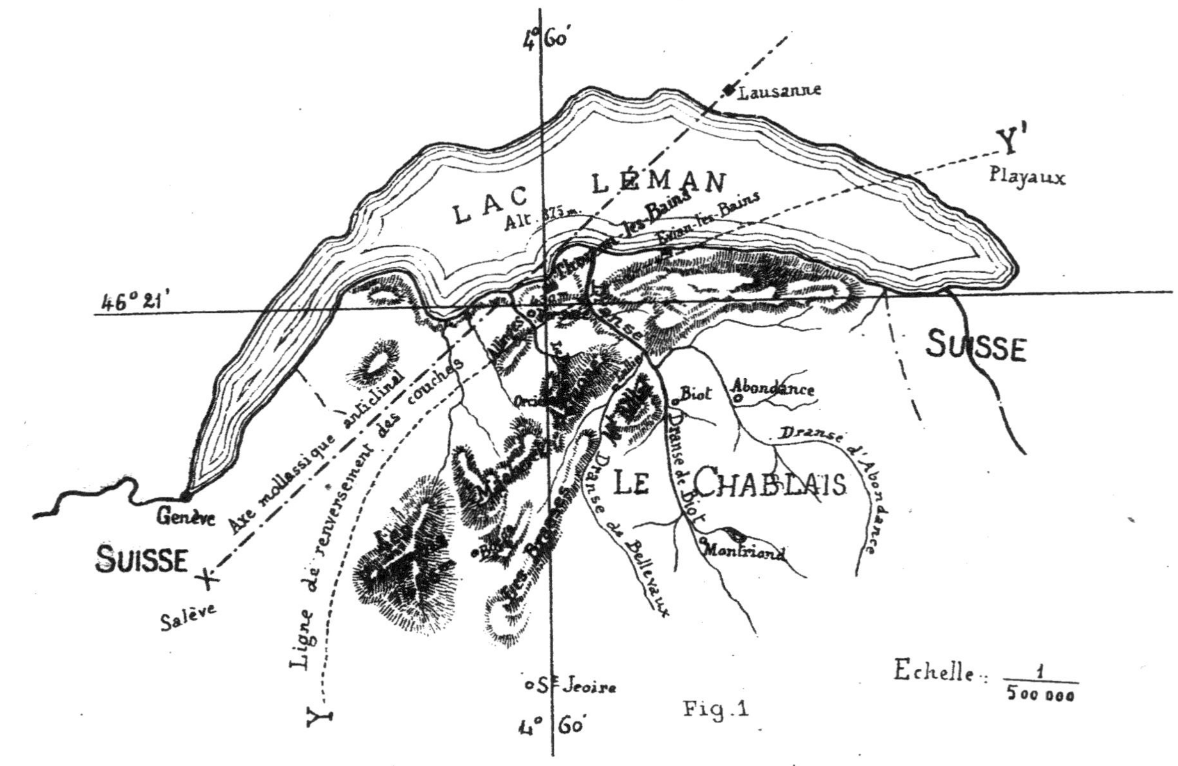

Fig. 1

L'axe anticlinal molassique n'est que le commencement d'une ligne de 370 kilomètres, qui partirait du mont Salève, passerait à Sciez, Anthy, se retrouverait à la sortie du lac à Lausanne et traverserait la Suisse en diagonale pour aller finir en Bavière. Ce qui détermine le tracé de cet axe, c'est la réunion de tous les points où les strates, c'est-à-dire les couches superposées de molasse, ont une inclinaison opposée, la partie nord de ces couches dirigée au nord-est, et la partie sud au sud-est (1).

L'axe de renversement des couches s'étend des Voirons à Playaux en Suisse. Il passe par le pied de la montagne des Allinges et traverse la ville d'Evian. Il indique la limite des terrains qui se sont relevés du côté du Mont-Blanc lors de la formation des grandes Alpes. Cet axe n'est point parallèle au précédent, mais représente un arc de cercle dont le Mont-Blanc serait le centre. A la sortie d'Evian, l'arc tend à se redresser et pénètre en Suisse après avoir franchi le lac en diagonale. Il correspond à la plus grande profondeur du Léman, profondeur expliquée d'ailleurs par le renversement des couches (2).

(1) Deux couches sont dites anticlinales lorsqu'elles s'éloignent, et synclinales lorsqu'elles se rapprochent d'un même point.

(2) La plus grande profondeur du lac en cet endroit peut être assez

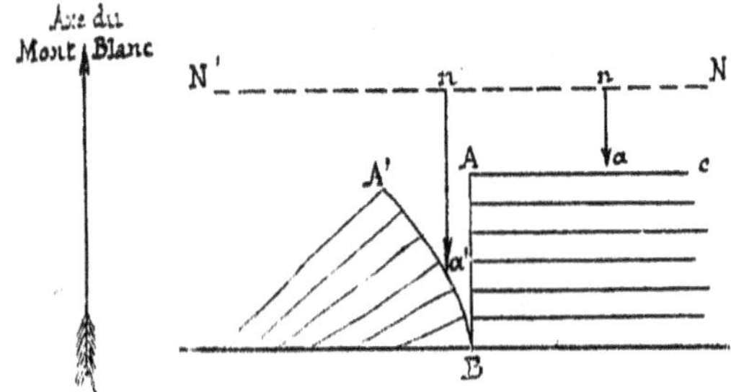

acilement expliquée par la présence de cet axe de renversement. Lors de la formation du Mont-Blanc, les terrains voisins se sont

Ajoutons que cet axe, à partir d'Evian est parallèle à la direction générale du Petit Lac (1) ainsi qu'il est facile de s'en rendre compte en regardant la carte ci-contre *(fig. I)*.

Connaissant désormais la situation géologique de la Versoie, nous pouvons entrer dans la description des différents terrains qui composent le sous-sol de la région de Thonon. Tandis que la plaine et la série des Terrasses nous fournissent un champ d'étude pour les terrains quaternaires, les hauteurs voisines nous font connaître la succession des étages tertiaires et secondaires. Enfin la reproduction de la coupe géologique creusée par la rivière de la *Dranse* (2), à peu de distance de Thonon, peut servir de résumé et de synthèse à ce travail.

Pour suivre le plan que nous venons de tracer, nous allons donc chercher à exposer, le plus brièvement possible, la disposition géologique de la portion du Chablais comprise entre la Dranse à l'est, le lac au nord, les monts des Armones au sud, les Allinges et la rivière du Pamphiat à l'ouest.

plissés en se renversant de son côté ainsi que l'indique le schéma.

Représentons en NN' le niveau du lac, en AC prolongé du côté de A, les couches de terrains formant le fond du lac. Au moment du renversement des couches, tous les terrains situés entre l'axe de renversement et le Mont-Blanc ont subi le mouvement indiqué par la flèche X. Par suite, la hauteur de l'eau *n'a* est devenue beaucoup plus grande entre A et A', ainsi que l'indique la flèche *n'a'*.

(1) On appelle Petit Lac la portion du Léman limitée par une ligne qui partirait de la pointe d'Yvoire pour aboutir à Rolle en Suisse.

(2 La Dranse est après le Rhône le principal affluent du lac ; elle est composée de trois rivières assez importantes appelées également Dranses qui se réunissent à Bioge et déversent dans le lac les eaux recueillies dans les vallées d'Abondance, du Biot et de Bellevaux.

Les habitants du haut Chablais donnent en effet le nom de Dranse (en langue celtique *dour*, eau, et *rhun*, couler avec vitesse) à toute rivière ayant un cours rapide.

G. LOCHON.   5

Cette région ainsi délimitée ressemble à un quadrilatère formant un plan irrégulier doublement incliné vers le lac et l'embouchure de la Dranse.

Si, pour descendre à Thonon, nous partons du pied de la montagne des Armones, en suivant une des diagonales de ce quadrilatère, nous rencontrons successivement une série de plateaux plus ou moins irréguliers, parsemés de *blocs erratiques*. Le village d'Orcier est situé sur une terrasse de 600 mètres ; non loin, se trouve le village du Lyaud (686 mètres d'altitude), qui domine une série de cinq plateaux dont les hauteurs vont en décroissant (634^m, 609^m, 578^m, 479^m) jusqu'à la terrasse de *Sur Crêtes* promenade surplombant la ville. Celle-ci est d'ailleurs bâtie sur un plateau de 55 mètres d'élévation, presque à pic au-dessus du lac.

En descendant vers le pont de la Dranse, on traverse des terrasses de plus en plus basses (10 mètres au château de Thuiset, 5 mètres au pont de Dranse) pour arriver finalement au niveau du lac à 375 mètres d'altitude. Cette disposition topographique explique le régime des eaux superficielles de cette région.

Les eaux superficielles en effet se dirigent toutes vers le lac en suivant le plan incliné décrit plus haut. A l'ouest du quadrilatère nous trouvons une petite rivière déversant dans le lac les eaux des plateaux d'Orcier et du Lyaud. C'est le *Pamphiat,* encaissé par des collines peu élevées, formant des marais aux environs de Noyer et s'écoulant directement vers le lac en traversant un hameau du village des Allinges et Marclaz.

Près des moulins Guyon, une déviation artificielle permet à une partie des eaux du Pamphiat de s'écouler vers

Ripailles en passant par Thonon. Ce canal suit le plan incliné des Allinges vers la Dranse et arrive sous le nom d'*Oncion* se jeter dans le lac à l'est du château de Ripailles. Outre ces cours d'eau, nous devons signaler, entre Allinges et Thonon, la présence de marais assez nombreux dont les eaux sont retenues au fond des cuvettes formées par les monticules voisins.

Si la simple lecture d'une carte topographique permet de se rendre compte facilement et rapidement du régime des eaux superficielles, on ne peut comprendre le régime des eaux profondes de cette région sans connaître les couches des terrains qui en forment le sous-sol. C'est cette étude que nous allons maintenant entreprendre en décrivant successivement les étages quarternaires, tertiaires, secondaires et primaires.

I. — Terrains quaternaires.

Les terrasses qui se succèdent aux environs de Thonon sont formées par des terrains quaternaires. Ceux-ci n'ont subi ni affaissement, ni soulèvement ; aussi les couches sont-elles disposées régulièrement les unes sur les autres et gardent-elles dans toute la région la même régularité. Il suffira donc de les étudier sur un point déterminé pour connaître exactement la disposition relative des différents étages de ces terrains dans toute la partie du Chablais que nous avons délimitée plus haut.

La terrasse à pic de Thonon nous offre sous ce rapport un excellent champ d'études. Elle est formée par des lits de sable et de graviers superposés sur une grande hauteur et plongeant vers le lac avec une inclinaison de 25 degrés environ.

Dans toutes les autres terrasses, nous retrouvons un dispositif semblable ; l'inclinaison peut varier un peu (50 degrés à Orcier) mais partout on rencontre les mêmes roches et sous le même aspect. Celles-ci sont composées de calcaires et de grès de nature identique à ceux qui forment les premières chaînes des Alpes. Ce sont des cailloux roulés, *non striés* (1). Ils n'ont pas été polis par les glaces, mais sont descendus des montagnes sous l'action des eaux, entraînés par les torrents qui ont rempli les lits des anciens glaciers.

Cette première couche est naturellement très perméable. Au-dessous nous retrouvons les terrains déposés pendant la période glaciaire ; ce sont des argiles plus ou moins compactes qui forment une couche imperméable. Au point de vue chimique, l'argile se compose de silicate d'alumine plus ou moins pur et mélangé de différentes substances, de fer principalement, sous diverses formes. On a pu étudier assez facilement la disposition de ces couches argileuses pendant la construction du port de Thonon. Leur hauteur est parfois assez grande (20 mètres) mais elles sont subdivisées en une série de bancs alternant avec des lits de sable fin dans lesquels on retrouve des blocs erratiques de serpentine quartzeuse. En haut et en bas, et comme servant de limite à l'étage glaciaire, nous trouvons une couche d'argile très compacte, de 5 à 6 mètres de profondeur, disposition rendant ce terrain tout à fait imperméable.

(1) On appelle stries des traits parallèles analogues à ceux d'une lime. Elles sont produites par l'action prolongée des glaciers sur les roches.

Les terrains glaciaires surmontent des masses énormes d'alluvions anciennes formées commes les alluvions des terrasses de cailloux calcaires roulés et de sable fin.

Le tout est uni par une sorte de ciment tuffeux assez dur, mais très perméable. Ces alluvions ont été déposées par les eaux et leur disposition prouve qu'avant la période glaciaire la Dranse formait un grand delta s'étendant jusqu'au pied des Allinges, ainsi que l'a démontré Necker, par la présence des berges remarquables placées aux environs de cette montagne. Les glaciers du Rhône sont alors arrivés, couvrant de glaise et de blocs erratiques l'alluvion déposée par la Dranse. En se retirant, le glacier a laissé surgir à pic les berges qui terminent actuellement les plateaux nombreux de cette région, sur lesquels sont venus se déposer ensuite les alluvions des terrasses.

En résumé, l'étage quaternaire nous présente deux couches perméables séparées par une couche argileuse imperméable. On comprend dès lors qu'il puisse y avoir deux systèmes d'eaux, le système superficiel au-dessus de l'argile, et le système profond au-dessous qui, grâce à la barrière infranchissable qui les sépare, ne sauraient se confondre : les eaux de surface ne peuvent pénétrer très profond, mais les eaux profondes, grâce à leur pression, profitent des accidents géologiques des terrains argileux et viennent sourdre à l'extérieur.

II. — TERRAINS TERTIAIRES

Les différentes couches des terrains quaternaires que nous venons d'étudier reposent sur la *molasse*, qui carac-

térise la période tertiaire. Elle existe en grande abondance dans tout le bassin du lac, auquel on a donné pour
cette raison le nom de *bassin molassique du Léman* (1).
La molasse apparaît sur plusieurs points où elle a rompu
la stratification régulière de l'étage supérieur. Elle
forme des plis ayant même inclinaison *(isoclinaux)*,
assez réguliers, et dirigés soit au sud-ouest, soit au
nord-est, direction expliquée par la présence de l'axe
anticlinal molassique, dont nous avons parlé plus haut.

Pour la portion de la région qui nous intéresse, on peut
dire que les couches molassiques sont toutes dressées
contre les Alpes. D'une texture grenue et sableuse, la
molasse est mêlée d'un peu d'argile et d'une faible quantité de mica ; elle est très friable.

Après de longues discussions entre d'éminents géologues
tels que Heer, Favre, Studer, la paléontologie (2) a
permis de reconnaître d'une façon définitive que la molasse est due à des dépôts d'eau douce et non marins.
Elle appartient donc à l'étage tertiaire moyen ou *miocène*.
De loin en loin, on trouve dans cette formation quelques
petits dépôts de mollasse bitumineuse.

La roche molassique ne constitue pas à elle seule le
terrain tertiaire des environs de Thonon ; elle est souvent
mêlée à des bancs de *marne* plus ou moins épais, souvent
rougeâtres et renfermant des *rognons de carbonate de
chaux*, qui ressemblent à du tuf et présentent des formes

---

(1) Le bassin molassique du Léman voit surgir un certain nombre
d'eaux minérales similaires qui nous signalons ici en passant:
Aigle — Divonne — Évian — Thonon.

(2) La paléontologie, ou étude des fossiles, a permis en effet de
reconnaître dans la molasse des os de pachydermes, l'*arundo gapperti*
et l'*aspidrum dalmaticum*.

plus ou moins curieuses. Cette marne renferme de nombreux débris végétaux à l'état de bois fossile et lignite ainsi que des coquilles d'eau douce.

Certaines couches plus dures que les autres forment des *Grès*.

C'est pendant la période miocène que les Alpes se sont soulevées et plissées en chaînes parallèles.

L'*étage nummulitique* qu'on découvre d'ordinaire sous le miocène n'a jamais été retrouvé en Chablais, sauf à l'état erratique. C'est le *macigno alpin* qui le remplace. Il est constitué par des masses énormes de calcaires et de grès plus ou moins marneux, jaunâtres, gris ou noirs. Il ne renferme pas de fossiles, sauf quelques écailles de poissons, des fucoïdes et des bélemnites. Il repose directement sur le calcaire de l'étage secondaire, le calcaire kimméridien.

La gracieuse et verdoyante colline des Allinges, non loin de laquelle jaillit l'eau minérale de la Versoie, est presque uniquement constituée par des roches tertiaires.

Elle émerge au milieu d'un grand espace couvert de glaise et de cailloux glaciaires. Les grès qui la composent sont en couches concentriques dirigées au nord-est et plongeant au sud-est de 35 degrés environ. Ils alternent avec des lits de marne et sont en général assez durs pour être exploités comme pierres à paver. Quelques bancs plus grossiers forment un conglomérat, renfermant des cailloux divers entre autres des débris de roches cristallines de la période primaire. On y trouve également une grande abondance de masses marneuses contenant de petits fucoïdes et helminthoïdes.

M. de Mortillet a signalé en outre, dans les grès des

Allinges, la présence de fragments d'ambre ou de succin variant du jaune clair vitreux au brun foncé (1).

L'ambre est une résine fossile qui découlait probablement à la période tertiaire de certains arbres (conifères et térébinthacées). Il est constitué par trois espèces de résine, l'une soluble facilement dans tous les liquides, et les deux autres seulement dans l'alcool et l'éther (2). Les eaux qui, par infiltration arriveront jusqu'à cette résine pourront donc en dissoudre facilement le principe soluble. Ainsi sera expliquée dans les eaux de la Versoie la présence des traces résino-balsamiques qu'y décèle l'analyse chimique.

III. — Terrains secondaires

Si la molasse est la roche principale de l'étage tertiaire en Chablais c'est l'absence du terrain *crétacé* qui caractérise la période secondaire. Seuls *Trias* et *Jurassique* forment les éléments géologiques fondamentaux de cette période.

Les roches triasiques sont presque partout recouvertes d'argile ou de marne rouge et verte qui repose sur des cargneules et des gypses.

Au-dessus du trias, nous voyons successivement paraître l'infra-lias avec ses calcaires foncés alternant avec des roches plus ou moins marneuses. Puis le lias, très développé sur les bords de la Dranse et aux Armones.

(1) Favre. — *Recherches géologiques de la Savoie. Revue savoisienne*.

(2) H. Soulier. — *Traité de thérapeutique*, t. I, p. 746.

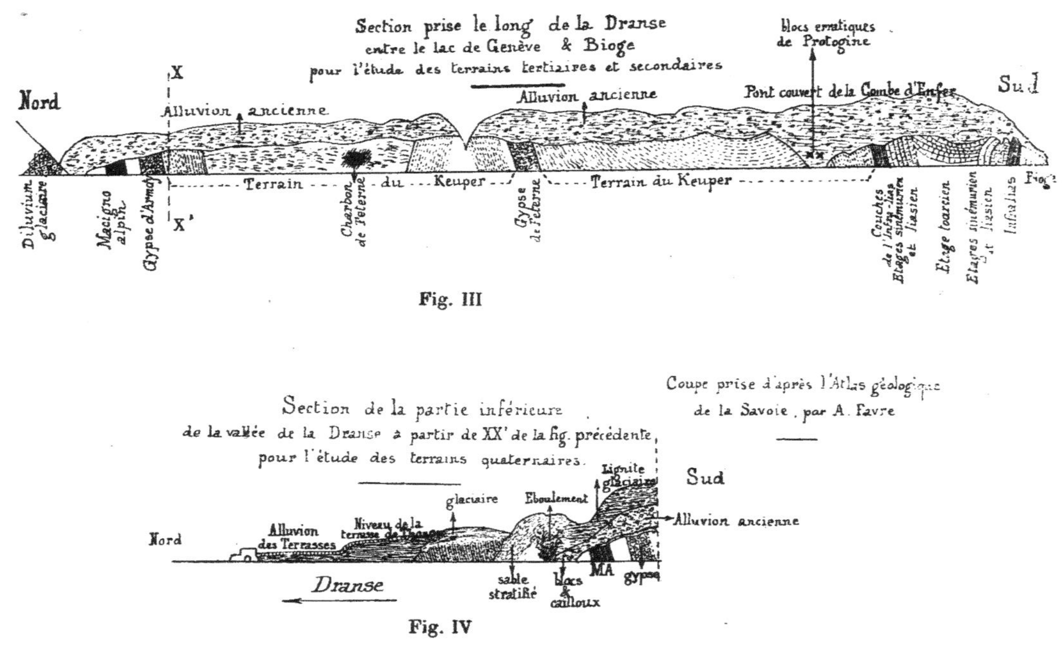

Fig. III

Fig. IV

Enfin le jurassique oxfordien, aux calcaires pétris de pentacrinites, recouvert de schistes marneux avec de nombreux fossiles,

Les roches kimméridiennes du Chablais avec quelques débris de houille surmontent le tout et servent de soutien aux étages tertiaires.

On voit ces dépôts sur la coupe des terrains prise le long de la Dranse dans cette tranchée naturelle que les eaux des hautes vallées du Chablais ont creusée pour se frayer un passage vers le lac. Nous reproduisons ici *(fig. III et IV)* cette coupe telle que A. Favre la donne dans son Atlas géologique. Elle s'étend de l'embouchure de la Dranse à Bioge, village situé au pied et derrière la montagne des Armones, elle nous permet de voir clairement la disposition relative des couches que nous venons d'étudier. Son examen approfondi suppléera donc aux détails complémentaires que nous pourrions donner sur les étages tertiaires et secondaires.

IV. — TERRAINS PRIMAIRES ET PRIMITIFS

Ces terrains sont très rares en Chablais. Cependant, nous devons signaler leur présence, car on en trouve des traces de loin en loin sous forme de *protogine* ou de schistes cristallisés, débris apportés par les glaciers dans les terrains tertiaires.

L'étage carbonifère est représenté par quelques schistes argileux avec empreintes végétales et par de petits dépôts de charbon n'ayant aucune valeur industrielle (Féterne) mais intéressant le géologue parce qu'on les trouve dans le trias, fait très rare.

Pour résumer les données que nous venons d'énoncer, nous avons disposé sous forme de tableau les différentes couches géologiques de la région chablaisienne des environs de Thonon-les-Bains (*Voir ci-après*).

COUCHES GÉOLOGIQUES

de la région de Thonon-les-Bains

T. Quaternaire...	alluvions actuelles alluvions des terrasses terrain glaciaire alluvions anciennes	
T. Tertiaire......	Miocène	molasse grès marin
	Étage nummulitique.	ni calcaires, ni grès nummulitique, mais : macigno alpin schistes à fucoïdes ou helminthoïdes
T. Secondaire....	Jurassique......	roches kimméridiennes du Chablais oxfordien lias (calcaire à silex)
	Trias	infra-lias argiles ou marnes rouges et vertes dolomie cargneule gypse
T. Primaire......	Carbonifère......	schistes argileux avec empreintes végétales (rare)
T. Primitif......	?	quelques rares débris de protogine et schistes cristallisés apportés par les glaciers

Il nous reste maintenant à étudier l'origine, le trajet, le point d'émergence des eaux minérales. Cette étude découle directement des faits géologiques que nous venons d'exposer.

Elles prennent naissance dans le fond d'une cuvette formée par les terrasses isolées et peu élevées à droite et au nord, à l'est et à l'ouest, nombreuses et surétagées au sud, où elles s'étendent jusqu'aux environs de Trossy, entre Orcier et le Lyaud.

Une telle disposition fait comprendre que le point d'émergence des sources, étant le point le plus déclive de ce plan incliné, doit être le lieu de réunion des *eaux superficielles et profondes*. Aussi, sommes-nous peu surpris de voir jaillir ces sources dans un endroit marécageux, condition défavorable à bien des points de vue, mais ne faisant pas obstacle à un bon captage. Ajoutons de suite que les *eaux superficielles* ne peuvent pas être très abondantes en cet endroit, les terrasses n'étant pas tout à fait planes et favorisant par leur inclinaison l'écoulement latérai des eaux.

Celles-ci vont en grande partie rejoindre le lit du Pamphiat qui draine toute cette région.

Nous ne retrouvons donc guère à la Versoie que les eaux superficielles tombées au nord de la route de Bonneville à Thonon. De plus, elles ne pénètrent pas profondément dans le sol, car on trouve là, bien qu'en plein terrain perméable d'alluvions des terrasses, des couches de tourbe assez épaisses disséminées entre des lits de gravier.

Cette tourbe se rencontre surtout à la partie la plus déclive de la région ainsi qu'on a pu le vérifier lors des travaux de terrassement exécutés après les fortes pluies de l'automne dernier. Elle est de formation récente et n'existe plus au point même d'émergence des sources. Celles-ci jaillissent de bas en haut entrainant avec elles des grains de sable légers.

Ces eaux superficielles ne séjournent pas dans la région des sources; elles s'écoulent en traversant sous un aqueduc la route nationale d'Annecy à Thonon vers le pied de la terrasse du Genevray où elles forment des marécages. Ces marais se déversent eux-mêmes par un petit ruisseau dans le Pamphiat en face de *Marclaz-dessus*.

Les eaux profondes sont beaucoup plus abondantes que les eaux superficielles; elles viennent de beaucoup plus loin et naissent avec une force ascensionnelle assez grande en trois points distants les uns des autres de quelques mètres seulement. Elles jaillissent non pas au fond de la cuvette que nous décrivions tout à l'heure, mais sur la paroi sud-ouest de celle-ci.

Leur débit sensiblement le même après les fortes pluies et les grandes sécheresses, leur température toujours constante et indépendante de la chaleur de la terre au niveau de la source, démontrent assez que ces eaux proviennent d'une assez grande profondeur, d'une nappe souterraine située dans un endroit où les variations météorologiques n'ont plus d'influence sur la température.

La minéralisation le prouve également; on retrouve en effet dans ces eaux les matériaux puisés aux roches des alluvions anciennes que [nous avons vu, plus haut, être sous-jacentes aux terrains glaciaires argileux.

De telles données nous permettent d'établir l'origine et de suivre assez facilement le trajet des eaux minérales de la Versoie.

Ces eaux, comme d'ailleurs toutes les eaux profondes, proviennent des pluies. Celles-ci tombant sur les terrains supérieurs au point d'affleurement des sources, pénètrent en suivant les stratifications naturelles et les accidents de ces terrains jusque dans la région des alluvions anciennes. Là, ces eaux se minéralisent en empruntant aux roches voisines les matériaux solubles qui entrent dans leur composition (1). Grâce à leur cheminement lent à travers les couches perméables, elles ont dissout l'acide carbonique de l'air et du sol : cette eau ainsi acidulée peut attaquer les carbonates de chaux et magnésie et dissoudre des proportions notables de sels terreux ou métalliques que nous retrouvons à l'analyse.

En même temps elles se filtrent, déposent les particules solides minérales ou vivantes dont elles ont pu se charger en traversant la couche de terre arable.

Les strates des molasses et des grès leur font une limite inférieure qu'elles ne peuvent dépasser, tandis que l'argile glaciaire leur forme une voûte imperméable à la partie supérieure. Ces eaux sont ainsi conduites en un

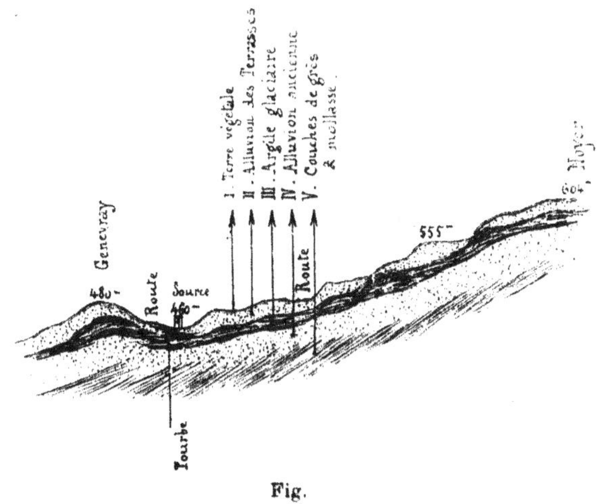

Fig.

(1) *Tales sunt aquæ qualis terra per quam fluunt* (PLINE).

point déclive où la couche d'argile étant rompue elles
s'échappent et viennent par un système de siphon sourdre
avec force à l'extérieur.

Pour fixer plus facilement ces idées, nous avons des-
siné deux coupes géologiques, l'une *(fig. V)* passant par
les sources le Genevray et Noyer, l'autre *(fig. VI)* com-
prenant la montagne des Allinges. Cette dernière néces-

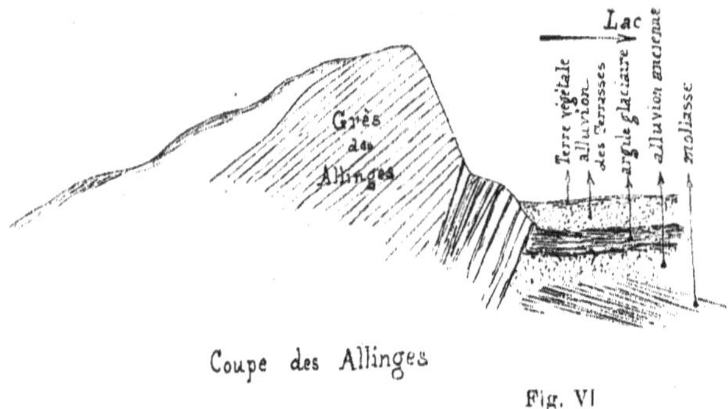

Coupe des Allinges

Fig. VI

saire pour montrer le rapport des couches de grès de cette
montagne avec les strates molassiques inférieures aux
terrains d'alluvions anciennes.

CHAPITRE II

Les sources

La géologie de la région des Allinges nous a permis de
connaître la véritable origine des eaux qui surgissent à
la Versoie, d'en suivre le trajet, d'en expliquer la température et la minéralisation. Avant de passer à l'étude spéciale de ces eaux nous devons étudier leur histoire, la
manière dont elles ont été captées et amenées à l'établissement des bains de la ville de Thonon.

I. — HISTORIQUE

Avant le XVIᵉ siècle, on ne peut trouver aucun traité,
aucun écrit relatant l'existence des sources minérales de
la Versoie. Pourtant elles devaient être connues bien
auparavant à en juger par les fragments d'ouvrages et
les débris gallo-romains découverts lors des travaux de
captage en 1882.

A cette époque, en effet, les ouvriers employés aux
travaux de terrassement pour la recherche de l'origine

de la source n° 2, la plus au sud, trouvèrent les vestiges d'une conduite en poterie et des débris de vases d'origine gallo-romaine ainsi que des monnaies romaines.

M. l'ingénieur Ruelle qui dirigeait les travaux dressa le plan de la tranchée ainsi creusée et reconstitua le tracé du canal gallo-romain. Il fit au maire de Thonon, sur sa découverte, un rapport que nous avons pu consulter et analyser.

D'après lui, le canal, long d'une dizaine de mètres, aurait été construit par des habitants établis aux environs de Collonge dès l'origine de l'occupation du Chablais par les armées romaines (1). Il était destiné à donner de l'eau potable aux habitants du voisinage.

Plus tard, les propriétés bienfaisantes des eaux ayant été reconnues, la source a été consacrée à quelque divinité. Ce qui justifie cette hypothèse, c'est la découverte, dans l'intérieur même de la source, d'urnes cinéraires et de pièces de monnaies.

Les anciens avaient en effet l'habitude de vénérer les sources minérales. Ils les mettaient sous le vocable de quelque dieu ou déesse qui était censé donner à l'eau ses propriétés curatives et thérapeutiques.

Toute personne qui venait y chercher la santé avait l'habitude de jeter en offrande dans le griffon une pièce de monnaie qui devenait la propriété du dieu de la source. Aucun visiteur n'aurait osé dérober cet argent dans la crainte de s'exposer à la vengeance de la divinité.

Les vases brisés retrouvés aux environs de la source

---

(1) On sait que le Chablais (*Caballicus ager*) est devenu, après la conquête de la Gaule, province romaine.

devaient servir aux habitants de la région à transporter l'eau dans leurs domiciles. Ils sont de même forme et tout à fait identiques à ceux déposés au musée de Thonon et provenant des découvertes archéologiques faites dans les terrassements de la région.

Les monnaies retrouvées à la Versoie portent l'effigie des empereurs *Commode, Nerva, Antonin, Trajan et Claude,* qui ont régné au Ier, IIe et commencement du IIIe siècle de l'ère chrétienne.

Le canal que M. Ruelle a pu reconstituer était formé de tuiles plates très épaisses munies de rebord, dans lesquelles s'encastrait un recouvrement courbe, également en poterie *(Fig. VII)*.

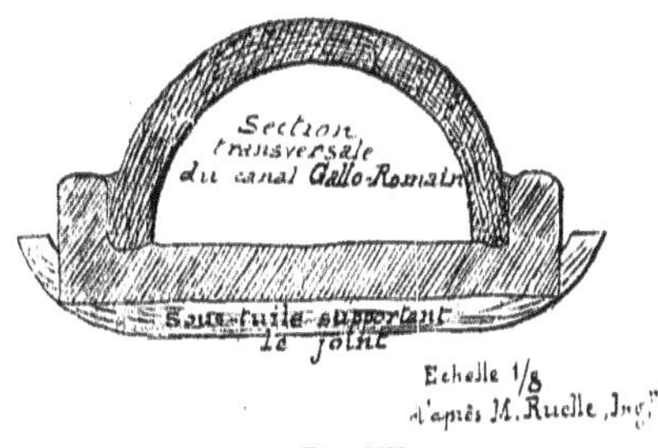

Fig. VII

Il prenait son origine dans un amas de graviers et de cailloux roulés formant filtre et se terminait sur de gros galets disposés en forme de mur de soutènement.

Nous avons reproduit ici, mais à une échelle plus faible (1/200) les plans de M. Ruelle. La figure VIII nous donne l'aspect de la région à l'époque romaine. Le niveau du terrain était sensiblement inférieur au niveau actuel *(Fig. IX)*. Le conduit reposait sur de la tourbe à la partie supérieure. Cette couche de tourbe n'avait guère que cinquante centimètres de profondeur et renfermait des souches de vernes actuellement en pleine décomposition ; aujourd'hui elle a plus d'un mètre et a contribué pour une large part à l'exhaussement de la région. En souvenir de ces vestiges romains et pour en perpétuer la mémoire, la source auprès de laquelle ont été retrouvés les débris de la canalisation a été appelée *Source des Romains*. C'est la plus haute et la plus au sud des sources de la Versoie.

Non loin d'elle se trouvent le griffon et la buvette de la *Source Saint-François* ainsi appelée en souvenir de l'écrivain qui le premier l'avait fait remarquer à ses contemporains et en avait signalé les propriétés dans ses écrits.

Il faut en effet arriver au XVIe siècle pour trouver dans la littérature un passage où il soit question de cette source. Dans plusieurs de ses lettres, l'Apôtre du Chablais (1)

(1) Nous rappelons ici que saint François de Sales avait été appelé en Chablais par Charles-Emmanuel Ier pour convertir cette région tombée plusieurs fois aux mains des réformés de Bâle et de Genève. Le traité de Nyon (1589) venait d'être signé ; les ducs de Savoie rentraient en possession de leurs états mais devaient permettre le libre exercice du culte réformé en Chablais. Les Suisses conservaient ainsi sur les populations riveraines du Léman un ascendant énorme qui devait tendre à éloigner les populations de la souveraineté de la maison de Savoie. Charles-Emmanuel se rendit vite compte de la situation qui lui était faite. En habile politique, il résolut de chercher à éluder sans violence l'exécution de la clause du traité. Il fit venir à Thonon saint François de Sales, le plus habile, le plus ardent et le plus persuasif des hommes de son siècle, et l'illustre jurisconsulte Antoine Favre. Ce dernier obtint du conseil de la ville que les catholiques et les protestants exerceraient alternativement leur culte dans l'église Saint-Hippolyte. Pendant ce temps, l'éloquence de saint François ramenait peu à peu dans le sein de l'Eglise romaine

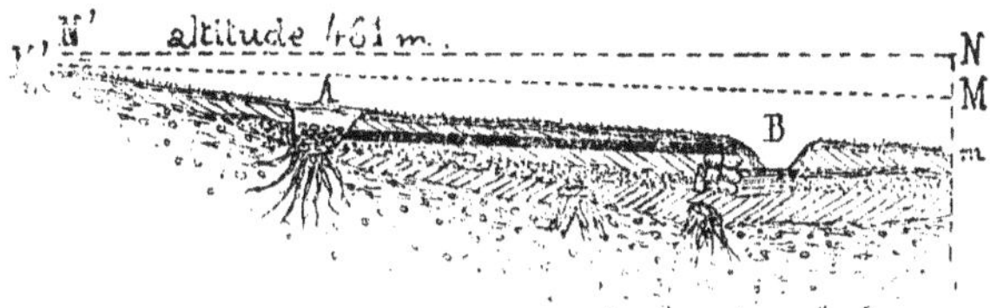

Fig. VIII

Coupe du terrain et de la canalisation gallo-romaine, tels qu'ils devaient être au IIIe siècle.

a) Source.
b) Griffon.
mm') Niveau du terrain à cette époque.

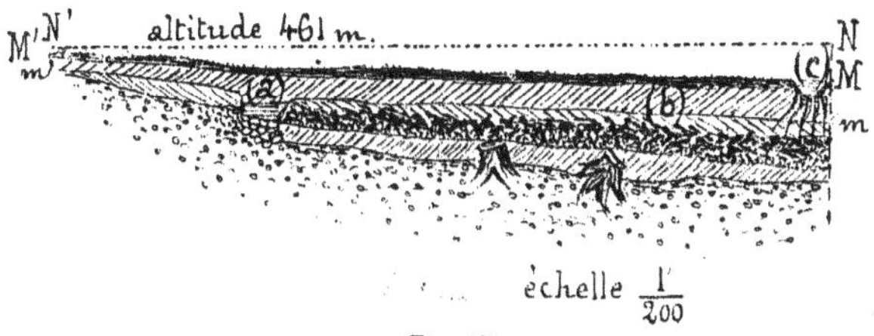

Fig. IX

Coupe verticale par l'axe du gisement du conduit gallo-romain.

a) Origine du conduit.
b) Extrémité du conduit où ont été trouvé les monnaies et les débris de vases gallo-romain, 1882.

(D'après les plans déposés par M. A. Ruelle, ingénieur
à la mairie de Thonon-les-Bains.)

parle de la Versoie, des qualités curatives et cicatrisantes des eaux qui sortent de terre en cet endroit. Il la conseille et la recommande à ses contemporains pour *laver les plaies et guérir les ophthalmies.*

En 1770, Tingry, de Genève, faisait une première analyse des eaux de Thonon en même temps qu'il étudiait les eaux ferrugineuses de Marclaz (1).

En 1859, l'administration municipale de Thonon envoie à M. Calloud, chimiste, membre de l'Académie, à Chambéry, des échantillons de l'eau de la Versoie.

On voulait à cette époque capter ces eaux et les amener dans les fontaines publiques de la ville. Le savant chimiste après une analyse très sérieuse adresse au syndic (maire) de Thonon, un rapport d'où nous extrayons le passage suivant : « Ces faits réunis donnent un intérêt particulier à cette eau et la rendent digne d'une utilisation médicale bien que les proportions des sels minérali-

---

la noblesse, les principaux bourgeois du pays et à leur suite la majorité de la population. Trois ans après, le nombre des récalcitrants était si réduit qu'une ordonnance de Charles-Emmanuel fit fermer les églises réformées. Les insoumis se trouvèrent en si petit nombre que leurs réclamations ne trouvèrent pas d'écho en Suisse. La clause principale du traité de Nyon disparaissait par là même. Le Chablais redevenait catholique et les ducs de Savoie gardaient leur suprématie dans leurs états.

(1) Les eaux ferrugineuses sont situées à trois kilomètres de Thonon-les-Bains, un peu en amont et à gauche du village de Marclaz. L'analyse faite par Tingry donne par litre 0 gr. 10 de fer, 0 gr. 015 de sélénite et 0 gr. 45 de calcaire.

Elles ont la même composition que celles d'Amphion, analysées également par le grand chimiste genevois. Elles doivent se consommer sur place, car elles ne peuvent supporter ni le transport, ni l'embouteillage. On comprend toute l'importance de cette source ferrugineuse à une faible distance des bains de Thonon et le rôle qu'elle peut avoir dans le traitement hydro-minéral.

sateurs n'excèdent pas celles ordinaires aux eaux potables. Mais l'alcalinité beaucoup plus prononcée dans cette eau que dans les meilleures eaux potables, la proportion et la nature résineuse balsamique de sa matière organique présentent une condition minéralisatrice estimée en médecine, surtout dans le traitement des voies urinaires, et la font sortir de la classe des eaux potables et la rendent susceptible d'être utilisée à titre thérapeutique (1). »

Au mois d'août 1859, le syndicat de la ville de Thonon fait soumettre à une nouvelle analyse l'eau de la Versoie. M. Ossian Henry père, membre de l'Académie impériale de médecine, fut chargé de ce travail.

Le but de cette seconde analyse était de savoir : si l'eau de la Versoie pouvait à l'instar de celle d'Evian servir dans la pratique médicale comme eau réellement minérale.

Dans un long rapport, M. Ossian Henry établit, en se basant sur des considérations chimiques, l'analogie des deux eaux d'Evian et de Thonon. Il termine son travail par ces mots : « Il est important que des applications de cette eau soient faites et étudiées avec attention avant de se prononcer définitivement. Mais tout fait prévoir que les résultats confirmeront ce que nous ne pouvons encore que présumer (2).

Restait à constater expérimentalement et à vérifier l'hypothèse émise par le célèbre chimiste parisien. A cet effet, la ville de Thonon devenue propriétaire des sources demande aux médecins exerçant dans l'arrondissement

(1) Ch. Calloud. — Chambéry, 25 juin 1859.
(2) Paris, 25 août 1859, Rapport d'Ossian Henry père.

Thonon de vouloir bien faire un rapport sur les résultats de l'usage des eaux de la Versoie.

Ce rapport signé des docteurs *Tavernier*, *Rieux*, *Noël*, *Dubouloz* et *Geoffroy* certifie que les eaux prises par de nombreux malades ont produit d'excellents résultats surtout dans les affections muqueuses et rénales.

Il ajoute qu'il est assez difficile pour le moment (1) de spécifier et de donner les observations de tous les malades guéris par le traitement hydro-minéral, la plupart d'entre eux ayant recours à cette médication sans consulter les hommes de l'art.

Ces observations toutefois furent recueillies soigneusement dans les années suivantes et nous les retrouvons dans les travaux publiés par les docteurs Dubouloz (2) Genoud (3), Vauthier (4).

En 1882, la ville de Thonon fait à ses frais capter les sources, et commencer la canalisation destinée à transporter l'eau de la Versoie à l'établissement des bains dont elle avait également entrepris la construction.

Quelques années plus tard la municipalité en concède l'exploitation à une société, *La Société des eaux minérales de Thonon-les-Bains*.

II. — Description des sources

Nous trouvons à la Versoie trois sources principales et deux sources accessoires de moindre importance.

(1) 7 août 1860.
(2) Dr Dubouloz. — *Thonon et ses Eaux*.
(3) Dr Genoud. — Thèse de Paris.
(4) Dr Vauthier. — *Les Eaux alcalines de la Versoie*

L'eau qui s'écoule des trois premières a une température
constante et tout à fait indépendante de celle de l'air
ambiant. Par contre la température de l'eau, qui s'échappe
des deux petits griffons n'est pas fixe ; elle suit les variations atmosphériques, ce qui permet de supposer et non
sans raison qu'elle n'est que l'écoulement des sources
principales.

Ces trois sources sont assez voisines les unes des autres.
La première (*Fig.X*) n° II, appelée *Source Saint-François*
est la plus rapprochée de la route nationale d'Annecy à
Thonon. C'est elle qui fournit l'eau à la buvette de la
Versoie. Elle sort de terre à une altitude de 460 mètres
elle est donc un peu plus basse que les deux autres : elle
jaillit au bas d'un pré légèrement en pente dans un
terrain formé d'un gros sable feldspathique et calcaire
mêlé de cailloux de même nature.

La source n° II est appelée *Source des Romains*, en
souvenir des débris gallo-romains trouvés auprès d'elle.
Son débit est à peu près le même que celui de la *Source
Saint-François*, environ 80 litres par minute. Comme elle,
elle sort au bas d'une petite prairie, mais dans un terrain
formé de tourbe et d'un sable excessivement fin. Cette
source est la plus éloignée de la route et se trouve à
461 mètres d'altitude.

La source n° III ou *grande source* est de beaucoup la
plus importante, c'est une véritable petite rivière, qui
prend naissance à la même altitude que la précédente.

Les eaux de ces trois sources, avant le captage bien
entendu, se répandaient au niveau du sol, à la partie la
plus déclive, et allaient rejoiudre le Pamphiat dans les

environs de Marclaz en traversant la route nationale d'Annecy à Thonon, sous un petit aqueduc.

D'une limpidité parfaite, ayant sensiblement la même température constante (11 degrés centigrades) des propriétés physiques et chimiques analogues, elles naissaient à la surface sans dégagement de gaz.

Aujourd'hui l'aspect a bien changé. Les travaux de captage ont desséché presque complètement l'ancien marais de la Versoie. Seules les eaux superficielles viennent au niveau de la route près de l'aqueduc se joindre au trop-plein du réservoir central. Celui-ci s'élève au milieu du bas-fond ; autour de lui, des bornes indiquent la place exacte des réservoirs particuliers à chaque source. Enfin près du griffon Saint-François, le visiteur trouvera une buvette où il pourra constater par lui-même les propriétés des eaux minérales de la Versoie.

III. — LE CAPTAGE

Au mois de mai 1882, le Conseil municipal de Thonon ayant décidé de faire capter les eaux de la Versoie et de les amener aux abords de la ville, chargea M. Lachat, ingénieur en chef des mines de Chambéry, d'examiner le projet et de faire un rapport dans ce sens.

Quelques jours plus tard, M. Lachat se rendait sur les lieux pour examiner le terrain, sa structure et voir quel mode de captage paraîtrait préférable.

A la suite de cette étude, il déposa à la mairie de Thonon un rapport très détaillé avec plans et croquis à l'appui. D'après lui, le captage des eaux de la Versoie présentait des difficultés sérieuses, mais non insurmontables. Les points délicats du travail consistaient dans la séparation complète des eaux superficielles et profondes et la recherche de l'endroit précis où devait se faire le captage.

On se rappelle en effet la disposition des terrains, sur laquelle nous avons longuement insisté dans le chapitre relatif à la géologie de la région. Nous avons vu que les eaux superficielles venaient se mêler aux eaux minérales profondes à leur point d'émergence, et que ces eaux minérales naissaient dans un terrain tout à fait perméable. On devait donc, dès le début, chercher à écarter les filets provenant des infiltrations voisines. Pour cela, il était urgent de creuser autour des sources un canal suffisamment profond, ayant le double avantage de collecter les eaux superficielles et de permettre de s'assurer si les eaux profondes arrivaient verticalement ou horizontalement à la surface du terrain. On abaissait ainsi le niveau des eaux de surface dont on assurait l'écoulement en creusant le fond de l'aqueduc traversant la route nationale de Thonon à Annecy.

Ce canal de ceinture fut transformé en aqueduc imperperméable, au fond par la nature même du sol, sur le côté intérieur par une paroi étanche en béton, seul le côté extérieur fut laissé perméable et c'est par là que l'eau de surface peut venir s'y déverser.

L'isolement absolu des eaux, malgré le canal de ceinture, n'aurait toutefois pas pu être obtenu sans ce grand principe de géologie qui a trouvé ici une application pratique : « Les eaux minérales naturelles n'ont nulle tendance « à se mêler aux eaux superficielles, à condition toute- « fois que les unes et les autres supportent même charge « ou des charges peu différentes. »

Donc, après avoir retrouvé les points d'émergence précis de chacune des sources, il fallait charger d'une masse énorme de béton les environs du griffon. M. l'ingénieur Ruelle qui dirigeait les travaux s'inspira de ce principe. Il fit rechercher aussi profondément que possible le point d'origine des sources. Une fois en possession du véritable griffon, on creusa les terrains voisins en laissant au fond de cette excavation une forme légèrement convexe. Sur cette large surface on coula une assez forte épaisseur de béton en ménageant à l'intérieur une ouverture assez grande pour permettre à l'eau minérale de pénétrer dans le coffre construit à la partie supérieure de la masse de ciment.

Ces coffres furent réunis, ainsi que l'indique le plan de captage ci-joint *(fig. X et XI)*, par des tuyaux spéciaux au réservoir central. Celui-ci cimenté à l'intérieur (1) peut contenir une assez grande quantité de liquide. Deux canaux de déversement y prennent naissance, l'un destiné à conduire l'eau minérale à Thonon, et l'autre à déverser le trop-plein du réservoir dans l'aqueduc de ceinture.

En vertu même du principe d'après lequel le captage a été ordonné, c'est-à-dire la différence du niveau des eaux profondes et superficielles résultant de la presque égalité de charge, il faut, pour le bon fonctionnement des appareils décrits plus haut que l'eau superficielle ait une hauteur moindre, que celle du liquide enfermé

(1) Les sables et graviers destinés à la confection des mortiers ont été retirés de la Dranse et des environs des Allinges. Ils étaient de même nature que ceux trouvés au voisinage des sources. Ils ont été lavés avec soin avant d'être employés et purgés de toute matière étrangère. Les pierres ont été extraites des carrières des Allinges.

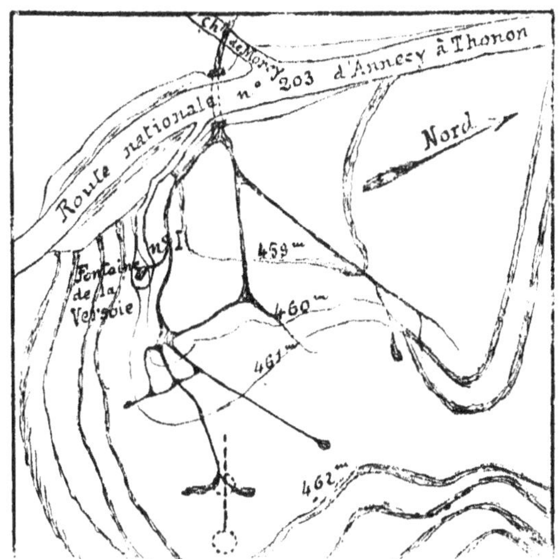

Fig. X. — **Disposition des sources avant le captage** (Echelle ¹/₅₀₀₀)

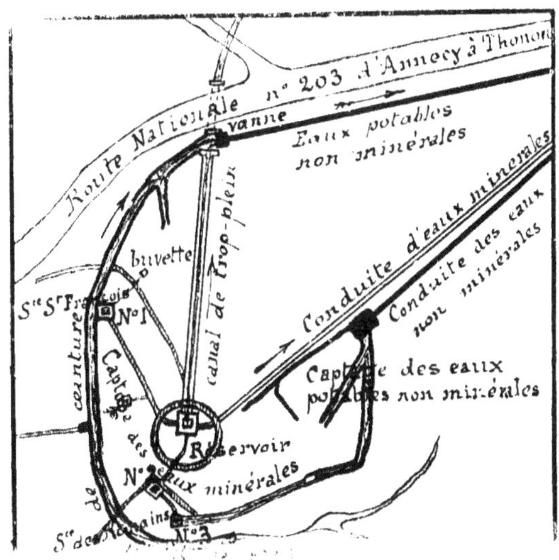

Fig. XI. — **Plan de captage** (Echelle ¹/₅₀₀₀)

dans le réservoir. S'il en était autrement on pourrait craindre le mélange des eaux minérales avec les eaux de surface.

VI. — Canalisation

Du réservoir central, l'eau est amenée à l'établissement des bains construit aux portes de Thonon sur la route de Genève. La distance à franchir étant de deux kilomètres, et la différence des niveaux assez grande, la canalisation était assez facile à établir.

Le niveau du canal de conduite à la sortie du réservoir est en effet à 460^m,40 d'altitude et l'établissement des bains est bâti sur une terrasse de 430 mètres. Toutefois pour exécuter ces travaux de canalisation on ne pouvait songer à suivre la pente naturelle des eaux qui se dirigent de la Versoie au lac par le village de Morcy. Il fallait au contraire traverser le plateau sur lequel passe la route de Thonon à Annecy à la sortie même de la Versoie.

Une tranchée de 5^m,50 de profondeur sur 300^m de longueur fut creusée, et au fond on y construisit la canalisation. Au sortir de cette tranchée, la conduite suit l'accotement de la route nationale, recouverte par deux mètres de terre. Elle se trouve donc dans les meilleures conditions pour le maintien de la température des eaux. Ce canal, en ciment, d'un diamètre de 30 centimètres dans la première partie de son trajet et de 27 ensuite, permet de débiter facilement les cinquante litres à la seconde que fournissent normalement les sources de la Versoie. L'orifice d'aval est noyé dans l'eau du réservoir construit à côté de celui qui collecte les eaux potables de la ville. Le réservoir est d'une contenance de trois cent cinquante mètres cubes ; il est en communication directe avec l'établissement des bains et donne également l'eau minérale au magasin central de l'embouteillage établi en face de l'Hôpital de Thonon (1).

La différence de hauteur entre l'orifice du réservoir et l'établissement des bains est de onze mètres ; en ajoutant à ce chiffre la *charge*, c'est-à-dire la hauteur de l'eau au-dessus du conduit d'écoulement, on comprendra facilement que l'eau arrive à l'établissement sous une pression suffisamment forte pour être utilisée dans toutes les indications thérapeutiques.

Il serait fastidieux de faire ici une description détaillée de l'établissement de bains et des buvettes. Nous nous bornerons à dire que les buvettes se trouvent à l'entrée de l'établissement, aux portes de la ville sur la route de Genève. Celui-ci, construit récemment, offre au baigneur tout le confort nécessaire. De sa terrasse, on jouit d'une vue merveilleuse sur le lac et les montagnes de Suisse et de Savoie.

(1) Nous ne saurions trop protester contre un pareil état de choses. Sans doute il est indispensable d'avoir près de l'établissement un réservoir destiné à emmagasiner l'eau minérale, *mais il importe que l'eau destinée à l'expédition et l'embouteillage arrive* **directement et sans interruption** de la source au magasin central Nos expériences microbiologiques, que nous décrirons plus loin, sont trop concluantes pour que nous insistions davantage sur ce sujet.

CHAPITRE III

L'eau de la Versoie

Ses propriétés physiques, chimiques, biologiques.

Avant d'entreprendre l'étude thérapeutique des eaux de la Versoie, nous devons en faire connaître les propriétés physiques, chimiques et biologiques.

Durant les deux mois passés à l'école d'hydrologie médicale de Bagnères-de-Luchon, nous nous sommes livrés à cette étude sous la haute direction du Docteur Garrigou, Professeur à la Faculté de Toulouse.

Nous publierons ici le résultat de nos travaux en y ajoutant celui des expériences faites à Lyon en novembre-décembre 1896 au laboratoire du Professeur Lortet sur les microorganismes des eaux minérales de Thonon-les-Bains.

I. — Propriétés physiques

En vue de l'analyse physique et chimique des eaux de Thonon, nous avons reçu à Bagnères-de-Luchon de l'eau prise à la source même et transportée dans des bonbonnes en verre de dix litres, bouchées à l'émeri. Ces bonbonnes, d'ailleurs neuves, avaient été lavées avec le plus grand soin au sable de rivière d'abord, à l'eau acidulée ensuite et finalement rincées à plusieurs reprises avec l'eau minérale. Dans ces conditions les échantillons d'eau de Thonon sont arrivés en parfait état de conservation, nous avons pu en faire un examen physique approfondi.

a) *Limpidité, coloration.* — Cette eau est d'une limpidité parfaite ; elle est incolore et ne contient pas de matériaux solides en suspension.

b) *Odeur, saveur.* — Elle est également inodore et ne possède pas de saveur spéciale. Elle est très douce au goût et conserve ses qualités, même après un embouteillage de plusieurs années.

c) *Température.* — La température au moment de la prise des échantillons au griffon était de 11° centigrades, température vérifiée du reste par trois thermomètres qui tous ont fourni le même résultat. Ajoutons qu'au même moment, la température de l'air ambiant était de 20° centigrades.

Répétée à plusieurs époques de l'année, cette expérience a toujours donné une température constante et stable, à 1/10 de degré près, en plus ou en moins, mais en tout cas complètement indépendante de la chaleur de l'air ambiant.

Or, nous savons que 10 à 12° C. est la moyenne thermique de nos régions, c'est-à-dire la chaleur des couches de terrain qui ne sont plus soumises aux variations atmosphériques.

d) *Densité.* — Nous avons eu soin tout d'abord de chercher la densité de l'eau à analyser. Cette opération sans être indispensable est cependant très utile car elle permet de connaître rapidement et très approximativement le poids des sels contenus dans un litre d'eau.

Ce chiffre pourra servir de vérification à ceux que nous fournira l'analyse chimique.

Pour cela, nous avons mesuré très exactement un litre d'eau dans un flacon spécialement construit pour cet usage par M. Baudin, constructeur à Paris, d'après la formule Berthelot dans le vide.

La pesée faite dans ces conditions (1) après les corrections relatives à la pression et à la température, nous a donné comme densité 1000 gr. 285.

Ce chiffre une fois connu, nous en avons vérifié l'exactitude en plongeant dans une éprouvette remplie d'eau un densimètre construit spécialement pour les eaux minérales sur les indications du professeur Garrigou.

Nous avons trouvé à un milligramme près le chiffre que la pesée nous avait permis d'obtenir.

(1) La prise de la densité exacte d'une eau par cette méthode est une opération très délicate et qui demande un outillage spécial. (Deux flacons en vieux verre dont le travail moléculaire est terminé et mesurant exactement le litre ou le demi-litre. Balance sensible au demi-milligramme et pouvant supporter deux kilogrammes sur chaque plateau. Cathétomètre pour viser le niveau du liquide dans le flacon et voir, sans craindre, le contact de la main si ce niveau correspond exactement au trait de jauge). Le principe est le suivant : sur un des plateaux de la balance, on met le flacon jaugeur qui pèse P + l'eau dont le poids = 1 kilog. + le poids x des sels dissous dans l'eau. Sur l'autre plateau, on met un flacon jaugeur dont le poids $P' = P + 1$ kilo-étalon qui fait équilibre à l'eau du flacon jaugeur. Si l'on vient alors à mettre en balance, le poids x des substances salines contenues dans l'eau fait que la balance tombe du côté du flacon jaugeur. En rétablissant avec des poids l'équilibre exact, on connaît le poids x des sels. Ce poids permet d'établir directement par la pesée la densité de l'eau.

Nous pouvons donc affirmer que l'eau de Thonon a une densité exacte de : d = 1000 gr. 285

e) *Degré hydrotimétrique*. — Après la densité nous avons cherché à déterminer la richesse de l'eau en sels calcaires et magnésiens, c'est à dire le degré hydrotimétrique, ce que les chimistes allemands appellent le degré de *dureté* ou simplement la *dureté*, expression peut-être moins scientifique mais plus expressive et plus claire que la nôtre.

La dureté ou le degré hydrotimétrique d'une eau, c'est la proportion de sels terreux qui sature 0 gr., 1 de savon ou équivaut à 0 gr., 0114 de chlorure de calcium. Le principe est le suivant : L'eau pure mousse par agitation avec une solution aqueuse de savon. Quand elle est chargée de sels de chaux ou de magnésie, le savon donne une double décomposition ; il se produit alors des stéarates, oléates, margarates, etc... de chaux et de magnésie, insolubles qui se précipitent. Il en résulte : 1° qu'il y a une relation directe entre le volume de savon employé et la quantité des sels terreux qu'il faut évaluer ; 2° que l'eau de savon ajoutée ne communique à l'eau la propriété de mousser qu'après décomposition complète des sels de chaux et magnésie. Or voici comment nous avons procédé à la recherche du degré hydrotimétrique de l'eau de Thonon.

Après nous être assuré du titre exact de la liqueur alcoolique de savon (1) nous avons introduit dans un flacon

(1) Cette liqueur titrée est ainsi préparée :

      Savon sec   10 gr.
      Alcool à 90°   660 cent. cubes..
      Eau distillée q. s. pour un litre.

Cette formule est facile à établir et à vérifier au moyen d'une solution de 20 gr. de chlorure de calcium pour un litre d'eau, liqueur calcique type qui marque 20 degrés hydrotimétriques.

50 centimètres cubes d'eau à analyser. La liqueur titrée placée dans une burette anglaise graduée a été versée goutte à goutte dans l'eau constamment agitée.

Il s'est produit d'abord un précipité blanchâtre, insoluble, des sels de chaux et de magnésie, et quand ceux-ci furent entièrement précipités, la mousse de savon parut persistante et haute d'un centimètre environ au-dessus du niveau de l'eau. Comme nous avions, pour obtenir cette mousse, employé 7 cent. cubes de liqueur de savon, le degré hydrotimétrique donné par la formule

$$d^o = 2\,(n\text{-}1)$$

nous a permis de trouver

$$d^o = 2\,(7\text{-}1) = 12, \text{ chiffre cherché.}$$

Ce chiffre est relativement peu élevé, puisque la plupart des eaux potables réputées comme bonnes par les hygiénistes ont de 20 à 25 degrés hydrotimétriques. Nous pouvons donc dire dès maintenant que l'eau de Thonon est une eau « légère », c'est-à-dire pouvant être absorbée sans fatigue et en grande quantité par l'organisme qui l'assimile facilement. Sa faible quantité de sels de chaux et de magnésie la fait rentrer dans la classe des eaux réputées *très pures* par le Comité consultatif d'hygiène.

f) *Spectroscopie.* — La spectroscopie est une méthode relativement nouvelle permettant, sans le secours de la chimie, de découvrir dans l'eau la présence de certains métaux. Elle repose sur le principe suivant : quand on examine le spectre solaire pur fourni par des rayons lumineux traversant un ou plusieurs prismes on remarque que ce spectre n'est pas continu mais sillonné perpendiculairement à sa longueur de raies sombres. Ces raies sont nombreuses, déliées, inégalement espacées ; on les appelle *Raies du spectre solaire.*

D'autre part, si on introduit dans la flamme d'un bec Bunsen quelques particules d'un métal, on voit paraître après le passage du rayon lumineux à travers un prisme des raies brillantes, colorées, caractéristiques pour un même métal et occupant dans le spectre une position déterminée et constante.

Ces raies brillantes (1 à 4 par métal) peuvent se superposer exactement aux raies sombres du spectre solaire et ont précisément la couleur de la partie du spectre (violet, indigo, bleu, vert, jaune, orangé, rouge) où se trouvent les raies sombres produites par la présence du même métal dans le soleil.

Pour rechercher d'après ce principe les métaux dissous dans l'eau de Thonon, nous avons fait évaporer lentement et à basse température un litre d'eau dans une capsule de porcelaine. Avec une baguette d'amiante durcie, nous avons pris quelques particules du dépôt formé au fond de la capsule pour les porter dans la flamme d'un bec Bunsen placé devant un spectroscope. Aussitôt nous avons vu paraître dans le spectre une raie jaune brillante due à la présence du sodium et deux autres raies, l'une rouge, à gauche et l'autre verte, à droite de la raie de sodium.

g) *Électricité.* — Avant de passer à l'analyse chimique, nous devons pour ne pas négliger les dernières théories relatives aux propriétés physiques des eaux minérales, parler du pouvoir électrique des eaux de Thonon.

Scutteten, de Metz, le premier, en plongeant dans une eau minérale deux électrodes en communication avec un galvanomètre très sensible, a reconnu la présence de courants électriques. Cette expérience répétée un très grand nombre de fois sur diverses eaux françaises et étrangères lui a permis d'élaborer une théorie acceptée par certaines personnalités médicales et scientifiques (1) et très discutée par d'autres (2). Selon lui, le *quid ignotum* des eaux minérales serait expliqué par les courants électriques développés dans ces eaux.

Nous n'avons pas ici à apprécier cette théorie n'ayant pas d'ailleurs pour cela la compétence suffisante. Bornons-nous donc à constater et à enregistrer la différence de potentiel existant entre deux électrodes plongés dans un même récipient contenant des eaux de Thonon.

Nous nous sommes servi pour nos expériences d'instruments perfectionnés très sensibles (électrodes de différente nature, galvanomètre très résistant à 30,000 mètres de tour) mis à notre disposition par le professeur Garrigou.

Après avoir versé de l'eau minérale dans un vase émaillé, et par suite mauvais conducteur de l'électricité, nous y avons plongé les deux électrodes de platine réunis par des fils au galvanomètre. Aussitôt il s'est produit une déviation dans l'aiguille de ce galvanomètre. (Voir le tracé ci-joint *fig. XIII*). A ce moment l'eau, était exactement à une température de 15° centigrades.

Sans changer les électrodes de place nous avons alors

(1) Les docteurs Elevy, Lambron, Garrigou, Auvard, etc.
(2) Les docteurs Gerdy, Linossier, etc.

plongé les mains et avant-bras dans le liquide, aussitôt, la différence de potentiel ayant diminué, l'aiguille est restée stable à 20° environ pour revenir après quelques oscillations à la division 48, une fois les mains sorties du liquide (1).

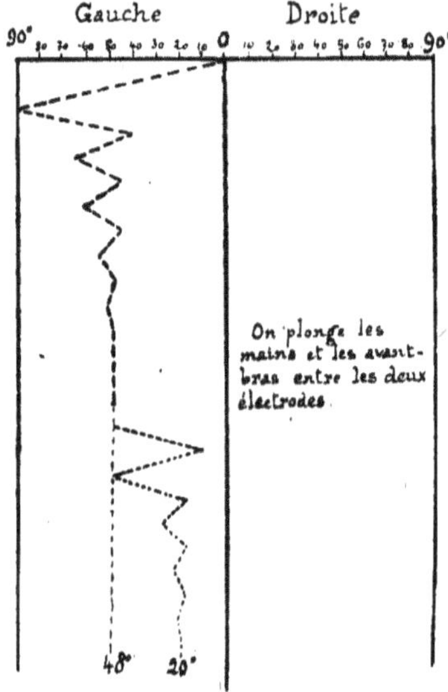

ÉLECTRICITÉ DES EAUX DE THONON
Déviation de l'aiguille du galvanomètre
Eau froide 15°
L'eau était contenue dans un récipient émaillé

Fig. XIII

(1) On sait que le cadran du galvanomètre, au-dessus duquel se meut l'aiguille, est horizontal. Le 0 correspond au point où l'aiguille est fixe quand aucun courant ne passe dans le fil. 90 divisions à droite, autant à gauche, divisent ce cadran occupant la moitié d'un cercle.

Nous avons successivement noté dans nos expériences les divisions où l'aiguille s'est arrêtée, et nous avons construit ainsi les courbes ci-dessus.

L'expérience répétée plusieurs fois avec des électrodes
de différente nature (charbon, platine) nous a donné les
mêmes résultats.

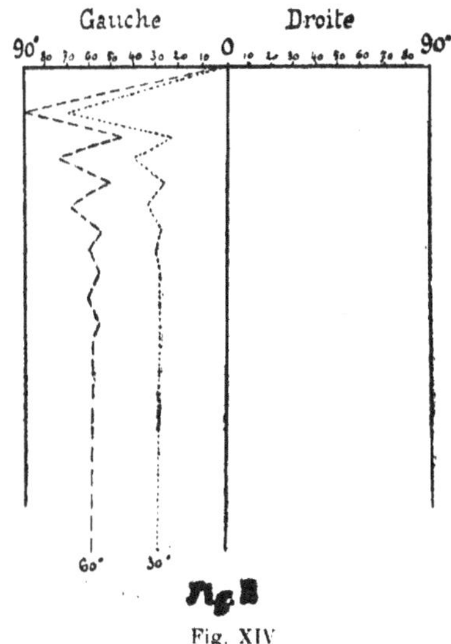

Fig. XIV

Dans une seconde série d'expériences nous avons opéré
non plus avec de l'eau froide, mais avec de l'eau chauffée
à la température de 38° C. soit directement, soit indirec-
tement (bain-marie). Le résultat est représenté par les
tracés de la fig. XIV.

En comparant ces tracés avec ceux des eaux pyrénéennes collectionnés par le docteur Garrigou, nous sommes autorisés à dire que les eaux de Thonon doivent être plutôt excitantes que sédatives. En effet, les eaux réputées sédatives *sont toutes sans action sur l'aiguille du galvanomètre, tandis que les eaux dites excitantes devient fortement cette aiguille.*

Cette remarque générale trouve donc bien ici son application et concorde parfaitement avec les observations de chaque jour.

Comme celle d'Evian (1) les eaux de Thonon produisent en effet, en bain, sur l'organisme une certaine excitation générale se traduisant, surtout chez les névrosés, par de l'insomnie, une plus grande fréquence de pouls et la diminution momentanée de l'appétit.

L'étude des propriétés physiques achevée, cherchons maintenant à faire connaître la minéralisation de ces eaux en donnant les résultats de l'analyse chimique.

II. — ANALYSE CHIMIQUE

L'analyse des eaux minérales de Thonon-les-Bains a été faite à différentes reprises ainsi que nous l'avons vu dans l'historique des eaux au chapitre « des Sources ». Deux noms surtout s'attachent à ces travaux, ceux des chimistes Calloud, de Chambéry, et Ossian Henry père, de Paris.

Nous avons voulu cet été au laboratoire de l'école d'hydrologie recommencer cette analyse chimique; depuis

(1) Voy. *Evian médical*, par le docteur G. Bordet.

le captage en 1882, aucun travail de ce genre n'avait été tenté et on pouvait craindre un changement dans la nature des éléments entrant dans la composition des eaux de la Versoie.

D'autre part, on devait chercher à mettre à profit les découvertes récentes et en faire bénéficier les eaux de Thonon.

En 1860, en effet, il était peu question de l'analyse spectrale et pas du tout du procédé des flammes qui rendent aujourd'hui de si grands services en chimie hydrologique.

Nous avons fait part de nos projets au docteur Garrigou, directeur de l'Ecole d'hydrologie médicale de Luchon, qui s'est aussitôt mis à notre entière disposition pour nous diriger dans nos travaux avec sa compétence et sa bienveillance habituelles.

A lui donc revient tout l'honneur du résultat des expériences que nous allons décrire.

Réaction. — Cherchons tout d'abord dans quel grand groupe hydrologique l'eau de Thonon doit être placée.

La réaction au tournesol nous l'indiquera. Cette réaction a été constatée à l'aide de la teinture de tournesol sensibilisée. Dans un tube à essai nous avons mis 5 à 6 centimètres cubes d'eau et quelques gouttes de tournesol. Si l'eau est alcaline on sait qu'il doit se produire une coloration bleue ; au contraire, celle-ci doit passer au rouge si l'eau est acide. Or, dans notre expérience, la couleur n'ayant pas changé, nous en avons conclu à une réaction neutre au tournesol.

Résidu à 100 degrés. — On entend par résidu à

100 degrés l'ensemble des substances en solution dans l'eau et fixes à cette température. Ce résidu comprend donc tous les sels minéraux à bases fixes et les matières organiques non décomposables à 100°.

Un litre d'eau a été évaporé au bain-marie dans une capsule de platine préalablement tarée. L'augmentation de poids nous a donné la quantité de résidu à 100°. Celui-ci a été de 0 gr. 328.

Résidu au rouge sombre. — Le résidu au rouge s'obtient en calcinant sur un bec Bunsen le résidu de la capsule qui a servi dans l'évaporation précédente. Cette calcination doit se faire dans la capsule même avec les plus grandes précautions pour éviter les projections pouvant résulter du brusque départ de l'eau d'interposition et de cristallisation contenue dansles sels formant le résidu. Nous avons eu: 0,288.

Perte au rouge, — La différence entre le résidu à 100° et au rouge sombre représente les matières organiques et produits volatils au rouge sombre.

Or, dans un litre d'eau il y a eu de perte au rouge

$$0,328 - 0,288 = 0,04.$$

Dosage du chlore calculé en acide chlorhydrique. — On peut doser le chlore, soit directement dans l'eau, soit après avoir fait concentrer cette eau par évaporation. Or au cours de nos expériences nous avons suivi ce second procédé.

Nous avons réduit un litre d'eau de façon à avoir 50 cc. environ. Après avoir acidulé par de l'acide azotique, nous avons ajouté goutte à goutte et en agitant le flacon une solution d'azotate d'argent. Sous l'influence de ce réactif, tous les chlorures renfermés dans l'eau ont été transformés en chlorure d'argent insoluble.

Nos opérations ont été faites avec des solutions fraîchement préparées et dans l'obscurité.

Le chlorure d'argent a été recueilli sur un filtre sans poids, c'est à-dire ne donnant que des traces de cendres à l'incinération ; on a lavé ce filtre à l'eau distillée bouillante jusqu'à ce que les eaux de lavage soient neutres au tournesol et ne se troublent plus par addition d'acide chlorhydrique. Le filtre a été séché à l'étuve. On a incinéré le tout dans un creuset de porcelaine taré. Après complet refroidissement, les cendres ont été mouillées avec quelques gouttes d'eau régale pour transformer en chlorure d'argent tout l'argent qui aurait pu être réduit par les matières organiques du filtre. On a calciné de nouveau et on a pesé.

Etant donné que 143,5 de chlorure d'argent

$$(AgCl = 143{,}5)$$

correspondent à 36,5 d'acide chlorhydrique (HCl = 36,5, 1 correspond à 36,5/143,5 et en désignant par P le poids du chlorure d'argent obtenu, le poids d'acide chlorhydrique qu'il renferme sera égal à P $\times$ 36,5/143,5.

Or comme ici P = 0,009

Nous aurons 0.009 $\times$ 36.5/143,5 = 0,0022.

Pour un litre d'eau de Thonon nous aurons donc 0 gr. 0022 d'acide chlorhydrique à l'état de chlorure.

Dosage de l'acide sulfurique. — Nous avons concentré à 300 cc. un litre d'eau et nous avons ajouté un excès d'une solution de chlorure de baryum acidulée par l'acide chlorhydrique. On laisse déposer quelques heures, on décante sur un filtre sans poids ; on verse ensuite le précipité qu'on lave soigneusement à l'eau distillée chaude. Lorsque le précipité de sulfate de baryte est bien lavé, on sèche à l'étuve puis on calcine le tout dans un creuset taré. Le poids du sulfate de baryte obtenu donne la quantité absolue d'acide sulfurique que renferme le volume d'eau mis en expérience. On sait qu'à 116,5 de sulfate de baryte ($1/2\,SO^2Ba = 116,5$) correspond un poids de SO^4H^2 égal à 49 ($1/2\,SO^4H^2 = 49$). Donc à 1 de SO^4Ba correspond $49/116,5$ d'acide sulfurique et à 0,064, quantité trouvée dans la pesée, correspondra un poids égal à

$$0,064 \times 49/116,5 = 0,0269 \text{ de } SO^4H^2$$

Dans le litre d'eau soumis à l'analyse il y a donc 0 gr.0269 d'acide sulfurique combiné à l'état de sulfate.

DOSAGE DE L'ACIDE AZOTIQUE. — Pour doser l'acide azotique, nous avons employé le procédé indiqué par Boussingault. Il est basé sur ce fait que si l'on chauffe un azotate en solution avec de l'acide chlorhydrique en présence du sulfate d'indigo, cet indigo est décoloré en quantité proportionnelle à celle de l'acide azotique réagissant sur l'acide chlorhydrique pour donner du chlore libre.

Pour faire le dosage nous avons pris une solution de sulfate d'indigo préalablement titrée à l'aide d'une solution contenant 0 gr. 50 d'azotate de potasse pur et sec par litre. Ce titrage avait été fait sur 2 centimètres cubes de solution d'azotate de potasse ; nous savions ainsi la quantité de solution de sulfate d'indigo qui avait été décolorée par 0,001 d'azotate de potasse.

Nous avons alors pris 50 cent. c. d'eau à analyser que nous avons évaporés au quart et mis dans un tube à essai avec un demi-centimètre cube d'acide chlorhydrique pur bien exempt de chlore libre et de produits nitreux. A l'aide d'une burette graduée, nous avons versé quelques gouttes de la solution titrée de sulfate d'indigo. Le mélange a été porté à l'ébullition. La coloration bleue ayant tendance à disparaître nous avons ajouté une nouvelle quantité d'indigo toujours à l'ébullition. Cette expérience a été recommencée jusqu'à l'obtention d'une coloration vert chrome persistante, qui a été prise comme terme de la réaction.

Connaissant le titre de la solution de sulfate d'indigo employée, nous en avons déduit la quantité d'azotate contenu dans les 50 centimètres cubes d'eau soumis à l'analyse. Nous avons trouvé 0,006. Or on sait d'après les poids atomiques qu'à 101 gr. d'azotate de potasse ($AzO^3 K = 101$) correspondent 63 gr. d'acide azotique ($AzO^3 H = 63$). A 1 gr. d'azotate de potasse correspondent 63/101. Et à 0,006, quantité que nous avons trouvée dans notre dosage, correspondra

$$0,006 \times 63/101$$

Pour rapporter au litre, ayant employé 55 centimètres cubes d'eau nous n'aurons qu'à multiplier par 20 le résultat trouvé.

Il y a donc par litre 0,007 d'acide azotique à l'état de combinaison.

Dosage de l'acide carbonique. — L'acide carbonique

se trouve généralement dans l'eau sous trois états : libre en combinaison instable sous forme de bicarbonates, et en combinaison stable à l'état de carbonates.

1° *Acide carbonique libre — Acide carbonique des bicarbonates*. — Dans un ballon communiquant par un tube en verre avec un flacon laveur contenant une solution de chlorure de baryum ammoniacal nous avons introduit 1 litre d'eau que nous avons chauffée jusqu'à l'ébullition. Sous l'influence de la chaleur l'acide carbonique libre s'est dégagé pour donner dans le flacon laveur du bicarbonate de baryte insoluble. La température à l'ébullition a décomposé aussi les bicarbonates terreux en carbonates neutres et en acide carbonique qui recueilli aussi dans le sel de baryte a fourni du carbonate de baryte.

Voici la réaction de la décomposition des bicarbonates sous l'influence de la chaleur.

$$(CO^3)^2\ CaH^2 = CO^3Ca + CO^2 + H^2O$$

(Bicarbonate de chaux)   Carbonate neutre de chaux   Anhydride carbonique   Eau

Le carbonate de baryte ainsi obtenu a été recueilli avec soin sur un petit filtre et lavé à l'eau distillée. Pour connaître la quantité d'acide carbonique fixé sur la baryte, nous avons employé la méthode des « dosages par différence », dont le principe est le suivant :

« *Un appareil contenant séparément un carbonate et un acide minéral permettant de les mettre en contact, à un moment donné perd de son poids une quantité égale à celui du gaz carbonique dégagé quand ce gaz s'échappe desséché* ».

L'appareil employé se compose d'un petit matras à fond plat portant un bouchon livrant passage à une pipette dont le tube inférieur est coudé deux fois et dont l'orifice d'écoulement est très étroit. Au second trou est fixé un tube de verre dont la partie large est garnie de ponce sulfurique.

On introduit le carbonate de baryte dans le matras avec 20 à 30 centimètres cubes d'eau distillée. Puis on garnit le réservoir de la pipette avec de l'acide sulfurique et on pèse soigneusement l'appareil.

On laisse alors l'acide s'écouler dans le matras, le carbonate est aussitôt décomposé et le gaz carbonique s'échappe en se desséchant sur la ponce sulfurique dès que l'effervescence a disparu, ce qui indique la décomposition complète des carbonates. On aspire alors par le tube dessiccateur de façon à chasser complètement le gaz carbonique qui aurait pu rester dans l'appareil, et on pèse de nouveau l'appareil, la différence de poids fait connaître la quantité de CO^2 dégagé.

Par ce procédé, nous avons eu le chiffre suivant correspondant à un litre d'eau :

Acide carbonique libre, acide carbonique provenant de la décomposition des bicarbonates = 0,011.

2° *Acide carbonique des carbonates.* — Pour ce deuxième dosage nous avons évaporé au bain-marie un litre d'eau jusqu'à siccité. Le résidu obtenu a été recueilli avec le plus grand soin et traité comme précédemment dans le cas du carbonate de baryte.

Nous avons eu comme poids d'acide carbonique des carbonates = 0,071.

G. Lochox.

11

Dosage de la silice. — La silice ou acide silicique existe dans l'eau à l'état de silicate alcalin, composé soluble. Pour mettre la silice en liberté, on décompose les silicates par de l'acide chlorhydrique. Tel est le principe de ce dosage.

Après avoir au début de ces recherches fait évaporer un litre d'eau de Thonon pour en avoir le résidu salin, nous avons employé ce même résidu calciné au rouge sombre, pour le dosage de la silice. Nous avons ajouté à ce résidu quelques gouttes d'acide chlorhydrique concentré, puis évaporé à siccité et chauffé quelques instants à 125°-150° afin de rendre la silice insoluble dans HCl. Le résidu a été repris par de l'acide chlorhydrique étendu d'un peu d'eau et jeté sur un filtre sans poids. Nous avons lavé avec de l'eau distillée, séché à l'étuve et mis dans une capsule tarée. Celle-ci, après calcination, a été pesée. Le poids obtenu nous a donné la silice renfermée dans un litre d'eau.

Ce poids est de 0,040.

Recherche des phosphates. — Nous avons acidulé avec de l'acide azotique 100 centimètres cubes d'eau ; par l'évaporation nous les avons réduits à 10 centimètres cubes. Dans un tube à essai contenant quelques centimètres cubes d'une solution de molybdate d'ammoniaque, nous avons versé l'eau concentrée puis nous avons chauffé légèrement. Au bout de dix minutes environ nous avons pu apercevoir un très léger précipité pulvérulent, jaune clair, de phospho-molybdate d'ammoniaque.

Recherche des métaux. — Pour la recherche des métaux nous avons agi sur le résidu de 25 litres, obtenus

assez rapidement dans le vide et à basse température grâce
à l'appareil de M. le professeur Garrigou (1). N'ayant

(1) L'appareil construit par le professeur Garrigou pour l'évaporation rapide des eaux minérales est basé sur ce principe. Dans le vide,
l'évaporation se fait très rapidement et à basse température. On évite
ainsi la décomposition de certains sels par la chaleur ce qui permet
de conserver intacte la matière organique qu'on peut ensuite étudier.

Cet appareil se compose essentiellement d'un ballon de 20 litres
de capacité environ reposant dans un bain-marie et communiquant
d'une part avec la bonbonne contenant l'eau minérale (communication qu'on peut interrompre à volonté) et d'autre part avec un
flacon où une série de trompes à eau permettent de faire le vide
presque absolu. Un manomètre à mercure indique le vide produit
dans l'appareil, un réfrigérant permet de condenser les vapeurs qui
s'échappent du ballon. L'eau minérale est introduite de la bonbonne
dans le ballon quand on ouvre la communication entre ces deux
récipients, et peut à une température de 30° à 35° C. s'évaporer facilement en laissant son résidu dans le ballon. Grâce aux fragments
de platine mis au début de l'expérience dans ce ballon, on pourra
par un système de rinçage facile à comprendre en dissolvant le
résidu dans l'eau distillée avoir ce résidu et en chasser ensuite cette
eau distillée par l'évaporation faite à feu nu et à basse température
dans une capsule de porcelaine.

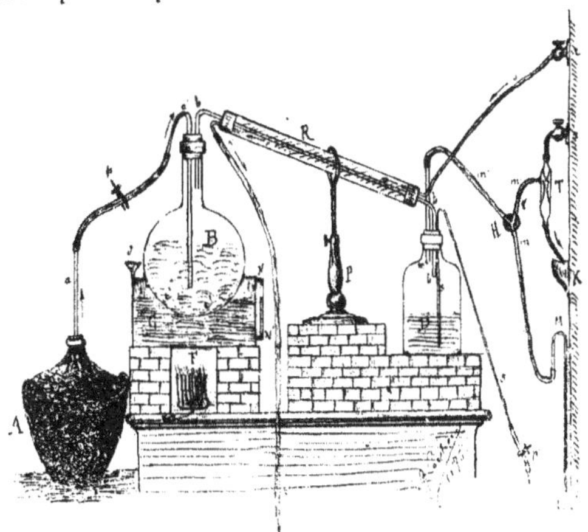

Nous avons reproduit ici l'appareil du Dr Garrigou qui nous
a servi à obtenir le résidu. La simple inspection permet d'en
comprendre, avec ce que nous avons dit plus haut, le fonctionnement. Nous n'insisterons donc pas davantage.

qu'une quantité relativement faible d'eau de Thonon (25 litres) il nous a été impossible de faire une recherche quantitative des métaux contenus à l'état de dissolution toutefois nous espérons que cette lacune sera comblée rapidement, car si le médecin a besoin de connaître les métaux contenus dans une eau minérale, il doit également savoir en quelle proportion ils s'y trouvent.

Nous nous sommes donc borné pour l'instant à les rechercher qualitativement.

Les expériences et réactions tentées dans ce but, que nous allons exposer maintenant nous apprendront à quel résultat nous sommes arrivé et comment nous avons pu y parvenir.

La matière organique du résidu des 25 litres d'eau étant un obstacle sérieux à la recherche des métaux, nous l'avons détruite par l'action de l'acide sulfurique. Après avoir chassé par la chaleur l'excès d'acide, nous avons repris par de l'eau légèrement acidulée par HCl puis filtré pour nous débarrasser des produits insolubles tels que le sulfate de chaux et la silice. C'est dans ce liquide filtré que nous avons cherché les métaux.

Ce liquide porté à une température de 40° environ a été traité par un courant lent, mais prolongé d'acide sulfurique. Après quatre à cinq heures nous avons pu constater la présence d'un très léger précipité brun qui s'est accentué d'une manière sensible après avoir séjourné dans une atmosphère à 40°. Nous l'avons recueilli sur un petit filtre lavé avec de l'eau chargée d'hydrogène sulfuré et examiné par le *procédé des flammes de Bunsen*.

Il serait trop long dans ce travail, de décrire d'une façon complète tous les détails de ce procédé, détails qui nous ont été donnés à l'école d'hydrologie. Nous nous bornerons à dire que la méthode Bunsen par sa sensibilité et sa précision peut être rapprochée de l'analyse spectrale. Elle consiste à prendre sur une baguette d'amiante, préalablement chauffée pour la rendre propre à l'expérience, une parcelle de substance volatile à analyser, à la porter dans la flamme d'un bec Bunsen et à recevoir sur une capsule de porcelaine vernie le dépôt qui se forme. On examine ensuite ce dépôt au moyen de réactifs fournissant des colorations spéciales à chaque métal.

Arsenic. — Nous avons pris avec une baguette d'amiante une trace du sulfure recueilli sur le filtre et en mettant en œuvre le procédé que nous venons de décrire, nous avons obtenu sur le fond d'une capsule un dépôt présentant les caractères suivants :

1° Il était soluble dans l'acide azotique au 1/5 ;

2° En le touchant avec un agitateur, trempé dans une solution d'hydrogène sulfuré, il a donné un précipité jaune très soluble dans le sulfhydrate d'ammoniaque ;

3° Ce dépôt traité par l'acide iodhydrique nous a fourni un iodure jaune insoluble dans le sulfhydrate.

Devant la netteté de ces réactions, nous avons conclu à la présence de l'*arsenic* dans les eaux de Thonon.

Cuivre. — Pendant que nous introduisions dans la flamme le bâtonnet d'amiante supportant le sulfure à analyser, nous avons pu constater que celle-ci se colorait en vert, coloration qui indique un sel de cuivre. Nous avons vérifié la présence de ce métal en attaquant le filtre contenant le restant du sulfure par l'acide azotique, puis repris par l'eau et filtré. Dans le filtratum évaporé, nous avons mis de l'ammoniaque qui nous a donné aussitôt une magnifique coloration bleue (eau céleste).

La présence du *cuivre* est donc ici réelle.

Fer. — Le liquide dans lequel s'étaient formés les sulfures renfermait donc tous les autres métaux non précipitables par l'hydrogène sulfuré en solution chlorhydrique. A ce liquide nous avons ajouté du sulfhydrate d'ammoniaque qui a donné immédiatement un précipité noir constitué par les sulfures des métaux précipitables par le sulfhydrate d'ammoniaque. Ces sulfures noirs, recueillis sur le filtre, ont été attaqués par l'acide chlorhydrique au 1/10 qui les a dissous en les transformant en chlorures. Cette solution de chlorure portée à l'ébullition a été traitée par quelques gouttes d'acide azotique pour oxyder le fer. Après refroidissement nous avons versé un excès d'ammoniaque qui a formé un précipité ocreux gélatineux d'*hydrate ferrique*.

Alumine. — A l'aspect de ce précipité d'hydrate ferrique nous avons pu conclure à la présence de l'alumine que nous aurions voulu séparer de l'oxyde de fer si le précipité produit avait été plus abondant.

Manganèse. — Dans le liquide où nous avons précipité le fer et l'alumine par l'ammoniaque, nous avons cherché et trouvé le manganèse. Pour cela, après évaporation nous avons calciné avec de la potasse et du chlorate de potasse.

ce qui nous a permis de voir une coloration rouge (*per-manganate de potasse*) et une coloration verte (*man-ganate de potasse*).

Dosage de la chaux. — C'est dans le liquide limpide provenant du traitement par le sulfhydrate d'ammonia-que que sont renfermés les *alcalino-terreux* et les *alcalis*, Comme nous avions l'intention de doser la chaux et la magnésie, nous avons évaporé 5 litres d'eau, traité le résidu formé par l'acide chlorhydrique et filtré. Dans ce filtratum porté à l'ébullition, il a été versé du chlorhy-drate d'ammoniaque pour maintenir la magnésie en solu-tion et de l'oxalate d'ammoniaque. Un abondant précipité blanc nous a permis de conclure au calcium. Cet oxalate de chaux a été recueilli sur un filtre sans cendres à l'in-cinération, lavé à l'eau distillée et finalement séché à l'étuve. Il a été ensuite calciné dans un creuset taré puis décomposé par l'acide sulfurique de façon à avoir la chaux à l'état de sulfate de chaux, composé très stable.

Du poids du sulfate de chaux obtenu nous avons pu connaître la quantité de chaux (CaO) contenue dans les cinq litres d'eau soumis à l'analyse. On sait qu'à 136 de sulfate de chaux ($SO^4Ca = 136$) correspondent 56 de chaux ($CaO = 56$) donc à

1 de SO^4Ca correspondra 56/136

et à 1 gr. 3630 correspondront $1,363 \times 56/136 = 0,5301$

En divisant ce dernier chiffre par 5, nous aurons 0,112 de CaO par litre d'eau.

Dosage de la magnésie. — La magnésie a été dosée dans l'eau dépouillée de la chaux par l'oxalate d'ammoniaque. Pour cela, nous avons versé du phosphate d'ammoniaque et de l'ammoniaque, ce qui a donné naissance à un précipité abondant de phosphate ammoniaco-magnésien. Nous avons abandonné le tout pendant quelques heures à une douce température, recueilli ensuite le précipité sur un filtre, lavé à l'eau ammoniacale, séché et calciné dans un creuset taré.

Sous l'influence de la chaleur, le phosphate ammoniaco-magnésien s'est décomposé, et il s'est changé en pyrophosphate de magnésie ($Ph^2O^7Mg^2$).

D'après la quantité de ce composé nous avons connu le poids de la magnésie par le calcul suivant.

A 111 grammes de phosphate de magnésie ($1/2$ $Ph^2O^7Mg^2 = 111$) correspondent 40 gr. d'oxyde de magnésium ($MgO = 40$).

Donc à 1 de $Ph^2O^7Mg^2$ correspondra $40/111$. Et à P, représentant le poids du pyrophosphate de magnésie trouvé dans la pesée.

$$P \times 40/111 = x$$

En divisant x par 5, nous avons obtenu le poids de la magnésie (MgO) contenue dans un litre de l'eau analysée.

Ce poids est de 0,0182.

Dosage des alcalis. — Le liquide débarrassé de la magnésie renfermait des alcalis ainsi que les divers sels ammoniacaux que nous avons ajoutés dans le cours de l'analyse. Après avoir évaporé à sec dans une capsule tarée, nous avons annihilé ces derniers par la calcination. Puis nous avons ajouté de l'eau acidulée d'acide chlorhydrique, de façon à avoir les alcalis à l'état de chlorures.

Nous avons évaporé de nouveau et fondu ce mélange. Avec une trace de celui-ci porté dans la flamme faisant partie du spectroscope, nous n'avons eu que la raie jaune du sodium.

La capsule pesée nous a permis de conclure qu'un litre d'eau renfermait.

$$0,100 \text{ de chlorure de sodium.}$$

Or, en vertu des poids atomiques on sait que le chlorure de sodium $NaCl = 58,5$ le sodium $Na = 23$ et le chlore $Cl = 35,5$. Si donc $58,5$ correspondent à 23 de sodium 1 correspondra à $23/58,5$ et $0,100$ de chlorure de sodium correspondra à

$$0,100 \times 23/58,5 = 0,040$$

Matière organique. — Nous avons vu que l'eau de Thonon est assez riche en matière organique dissoute ; en effet, la différence entre les poids du résidu d'un litre à $100°$ et au rouge sombre est de $0,04$, représentant la matière organique et les produits volatils au rouge sombre. La même raison qui nous a rendu le dosage des métaux impossible nous a empêché également de rechercher la nature de cette matière organique. Des théories récentes ont été données à ce sujet, nous nous bornerons à les exposer dans la troisième partie de ce travail, réservant notre appréciation pour le moment où les expériences qui vont être entreprises de nouveau et dans ce sens seront terminées.

Disons néanmoins que dans cette matière organique on a trouvé très manifestement des principes résino-balsamiques.

G. Lochon.   12

Pour synthétiser les données chimiques que nous venons d'exposer dans ce chapitre, nous avons réuni sous forme de tableau les différents corps trouvés dans l'eau minérale de Thonon-les-Bains.

COMPOSITION CHIMIQUE DES EAUX MINÉRALES
de Thonon-les-Bains

NOM DES SUBSTANCES	DOSES par LITRES
Acide carbonique total.	0.082
Acide azotique	0.007
Acide phosphorique	Traces
Acide chlorhydrique	0.0022
Acide sulfurique	0.0269
Silice	0 040
Iode	Néant
Arsenic	
Cuivre	
Fer	Non dosés
Alumine	
Manganèse	
Chaux.	0.112
Magnésie.	0.0182
Soude, en chlorure de sodium.	0.040
Matière organique	Traces sensibles.
résino-balsamique	(non dosées)
Résidu à 100°	0 328

III. — ANALYSE MICROBIOLOGIQUE.

Depuis les grandes découvertes de Pasteur et ses admirables études sur les *infiniment petits*, il est d'usage de faire suivre l'analyse chimique d'une eau de son analyse bactériologique. Tandis que la chimie, en effet, nous fait connaître les principes salins et minéraux en dissolution, l'étude microbiologique nous permet de nous renseigner exactement sur les microorganismes qu'une eau renferme. Grâce à elle, on apprend à connaître l'existence ou l'absence de germes pathogènes, en un mot, elle permet de porter un diagnostic précis sur la valeur hygiénique d'une eau potable.

Dans l'étude de l'eau minérale, l'analyse microbiologique a également une importance capitale. A la suite des travaux de Poncet, Roman, Colin et Pouchet, on a étendu aux eaux minérales la conclusion prise par Pasteur et Joubert en 1878 au sujet des sources en général :

Les eaux prises aux sources mêmes qui sortent de l'intérieur de la terre ne renferment pas de bactéries.

Une eau minérale à son émergence doit donc être stérile. On comprend dès lors toute l'importance de ce fait et quelle utilité pratique on retirera d'une analyse bactériologique sérieuse. Si on constate au griffon la présence des microorganismes, on pourra affirmer que l'impureté de l'eau tient au mode défavorable du captage ; au contraire, si l'eau étant aseptique à la source, on constate des bactéries aux buvettes ou dans les bouteilles destinées à l'expédition, on sera en droit d'incriminer la canalisation ou le mode d'embouteillage.

Nous avons entrepris, en novembre dernier, l'étude bactériologique des eaux de Thonon dans le laboratoire du professeur Lortet, doyen de la Faculté de médecine de Lyon. Nous décrirons ici, sans insister toutefois sur le manuel opératoire, les *méthodes* employées, les *résultats* obtenus et les *conclusions* pratiques que nous pouvons tirer de nos travaux.

Il s'agissait tout d'abord de savoir si l'eau minérale de Thonon contenait des microorganismes. C'était donc par *l'analyse bactériologique quantitative* que nous devions commencer.

Pour arriver à ce résultat, nous pouvions suivre plusieurs méthodes :

a) examen microscopique direct, soit immédiat soit après évaporation et coloration, soit après précipitation par l'acide osmique (procédé de M. Certes);

b) Examen par les cultures dans les milieux liquides ;

c) Examen par les cultures sur les milieux solides.

Nous avons rejeté la première de ces méthodes comme trop imparfaite et adopté les deux autres, dont nous allons rapidement expliquer ici les principes.

Disons tout d'abord que pour la numération des germes, il est essentiel d'examiner le plus tôt possible l'eau en expertise, afin d'éviter la multiplication par culture spontanée qui se produit très rapidement dans les échantillons recueillis, que l'eau soit en mouvement ou au repos (Miquel, Léone, Girard). Pour éviter toute erreur et les difficultés d'un assez long transport des échantillons dans une boîte-glacière, nous avons fait sur place, à la source même et au magasin d'embouteillage, les expériences que nous avons complétées ensuite à Lyon au laboratoire.

Dans de semblables conditions nous pouvions donc espérer arriver à un résultat exact, d'autant plus que les deux méthodes employées devaient se contrôler mutuellement.

a) *La méthode de culture dans les liquides* est essentiellement basée sur ce fait que l' « ensemble des bactéries renfermées dans un volume déterminé d'eau, un centimètre cube par exemple, peut être disséminé, dissocié, et réparti de telle sorte dans une quantité plus ou moins considérable d'un liquide aseptique et inerte (eau stérilisée) que chaque goutte de ce mélange représentant 1/25 de centimètre cube, ne renferme que 0 ou 1 germe microbien et que un cinquième ou un quart des gouttes ainsi ensemencées restent absolument stériles, c'est-à-dire dépourvues de tout microbe (1) ».

Cette méthode d'analyse des eaux par fractionnement comporte donc deux opérations : la dilution et la distribution de l'eau diluée dans des milieux nutritifs.

Les dilutions ont été faites dans des matras Pasteur de 30 centimètres cubes environ stérilisés au préalable à l'étuve (120°) et contenant exactement 9 centimètres cubes d'eau distillée et stérilisée. Avec des pipettes étirées au chalumeau exactement graduées en centimètres cubes et stérilisées, nous avons puisé avec toutes les précautions aseptiques nécessaires un centimètre cube d'eau minérale. Nous avons alors versé dans un matras n° 1 ce centimètre cube qui ajouté aux 9 déjà contenus dans le récipient nous a donné la solution au dixième, après agitation.

Reprenant de même 1 centimètre cube de cette solution au 1/10 nous l'avons versé dans le matras n° 2 (solution à 1/100).

Nous avons de même obtenu des solutions à 1/1000 et à 1/10.000.

(1) G. Roux, *Précis d'analyse microbiologique des eaux.*

Pour distribuer ensuite l'eau diluée dans les milieux nutritifs, nous avons fait préparer à Lyon un assez grand nombre de tubes à essais stérilisés, bouchés avec du coton aseptique, et contenant chacun 3 à 4 centimètres de bouillon aseptique (1). Avec des pipettes très allongées et graduées exactement en centimètres cubes et en gouttes, nous avons réparti *deux centimètres cubes* (soit 50 à 52 gouttes) des différentes dilutions dans 23 ou 24 tubes de bouillon de la manière suivante :

```
X gouttes dans  1 tube
V     »      »   2 tubes
II    »      »  10   »
I     »      »  10   »
```

Après ensemencement sur place les tubes ont été rapportés à Lyon, placés à l'étuve à température constante de 35° C. pendant quinze jours.

Or, on sait que dans un milieu et une température favorables, chaque microbe forme une colonie en se reproduisant très rapidement. Bientôt le milieu nutritif s'altère, le bouillon devient louche puis trouble. En

---

(1) Les bouillons nutritifs que nous avons employés étaient composés de :

```
Viande . . . . . . . . .  500 gr.
Eau . . . . . . . . . . . 1000  »
```

Macérer à froid durant vingt-quatre heures, faire bouillir durant deux heures. Refroidir, dégraisser, neutraliser par bicarbonate de soude, ajouter :

```
Chloruré de sodium. . . . . . 8 gr.
Glycérine . . . . . . . . . . 5  »
```

Stériliser à l'autoclave Chamberland.

comptant le nombre de tubes ainsi troublés par la dilution la plus faible, on peut facilement obtenir le nombre de microorganismes contenus dans un litre de l'eau en expertise (1).

Dans les différentes applications de cette méthode faites au laboratoire avec l'eau de Thonon conservée dans les bouteilles de vente, nous avons commencé par rechercher le titre de la dilution avec la gélatine pour éviter des manipulations inutiles. Une fois ce titre obtenu, nous avons agi *ut supra*.

Pour la *méthode de culture sur les solides*, nous avons employé le procédé que M. G. Roux, Professeur agrégé à la Faculté de médecine de Lyon, a présenté en 1890 à la Société nationale de médecine. Ce procédé est basé sur la dilution de l'eau à un titre déterminé et sur son ensemencement dans la gélatine peptone. Comme dans la méthode précédente, on fait les solutions à 1/10, 1/100, 1/1000, etc. ou on cherche d'abord le titre de la solution avec laquelle on doit opérer.

On a fait préparer, d'autre part, des tubes de gélatine stérilisés. Ceux-ci sont des tubes à essais un peu larges,

(1) Pour connaitre la richesse microbienne d'un litre par ce procédé, il suffit de compter le nombre de conserves altérées de voir à combien de gouttes elles correspondent. Ce nombre est alors divisé par le nombre de gouttes contenues dans un centimètre cube (24-28 selon les pipettes).

On divise ensuite le nombre de conserves fertilisées par le quotient obtenu précédemment et le nouveau quotient multiplié par le titre de la dilution donne la teneur en microorganismes d'un centimètre cube de l'eau en analyse. En multipliant ce chiffre par 1000, on a la richesse microbienne par litre.

(G. Roux. — *Précis d'analyse microbiologique des eaux*)

dans lesquels on a coulé 3 à 4 centimètres de la gélatine peptonisée aseptique (1).

Pour ensemencer ces cultures, on aspire avec toutes les précautions aseptiques d'usage dans une pipette graduée, stérilisée, un centimètre cube d'eau d'une des dilutions et on le laisse couler en le répartissant dans cinq à six tubes dont on a eu soin de liquéfier au préalable la gélatine sur une lampe à alcool. Par l'agitation de la masse de gélatine ensemencée, on cherche à dissocier les colonies contenues dans l'eau en expertise, en évitant toutefois la formation des bulles d'air que cette manœuvre pourrait entraîner. On laisse reposer le tube dans une position légèrement inclinée, la gélatine se solidifie emprisonnant en elle les germes qui, trouvant un milieu nutritif propre à leur développement, colonisent assez vite.

Après huit à dix jours, en effet, les colonies deviennent visibles à l'œil nu : elles ont la grosseur d'une tête d'épingle, sont blanches et disséminées dans toute la masse gélatineuse. Si elles ne sont pas très nombreuses, c'est-à-dire si le titre de la dilution employé a été assez faible, on peut les compter aisément et en connaissant le nombre de gouttes tombées dans le tube, et le titre de la solution employée, on peut par un calcul des plus simples

---

(1) La gélatine peptone se prépare avec le bouillon dont nous avons vu la formule. Elle est ainsi composée :

  Bouillon.. 1000 gr.
  Peptone...   10 »
  Sel marin.   5 »
  Gélatine...   100 »

Ce mélange est solide mais peut fondre à une température assez basse.

arriver à connaître également le nombre de microorganismes contenus dans un centimètre cube et par suite
dans un litre d'eau.

Telles sont dans leurs grandes lignes les méthodes que
nous avons employées pour l'étude biologique de l'eau de
Thonon. Nous avons successivement répété ces expériences
sur l'eau minérale prise :

    1° A la source ;
    2° Au magasin d'embouteillage ;
    3° Dans des bouteilles.

Nous allons exposer rapidement les résultats auxquels
nous sommes arrivé :

1° *Résultats obtenus par l'analyse microbiologique de
l'eau prise au griffon.* — Les cultures faites avec l'eau
puisée directement au griffon, selon toutes les règles
d'asepsie, sont demeurées stériles. Aucun tube de bouillon
ou de gélatine, ne s'est troublé. Après vingt jours d'étuve
nous les avons retirés aussi clairs que les tubes témoins,
non ensemencés, que nous avions placés à côté d'eux
comme moyen de contrôle.

Il en résulte que *l'eau minérale de Thonon-les-Bains
est absolument stérile c'est-à-dire sans microorganisme*.
Cette constatation a d'autant plus de valeur que les ense-
mencements ont été faits, après les fortes pluies de l'automne 1896 pendant lesquelles la région de la Versoie
avait été inondée. Cela prouve donc nettement qu'il
n'existe aucune communication entre les eaux de surface,
toujours contaminées et les eaux minérales profondes.

Nous avons, avant de nous prononcer définitivement,

voulu vérifier nos expériences. Pour cela, ayant puisé avec les précautions d'usage dans un matras Pasteur stérilisé, au griffon, de l'eau minérale de Thonon, nous l'avons apportée à Lyon et laissée pendant vingt jours à la température du Laboratoire. A ce moment, nous avons entrepris sur gélatine l'expertise biologique du matras, expertise restée négative comme l'analyse elle-même. Or, si cette eau avait contenu un ou plusieurs germes, nous les aurions fatalement retrouvés dans cette expérience.

2° *Eau prise au magasin d'embouteillage.* — Nous avons répété au magasin d'embouteillage les mêmes expériences qu'au griffon mais cette fois les résultats n'ont plus été les mêmes. Dans les différentes cultures faites sur place, nous n'avons pas, il est vrai, retrouvé de microbes mais des *moisissures* sont venues en assez grand nombre couvrir la surface de la gélatine contenue dans les tubes.

Parmi elles l'*aspergillus niger* semblait dominer, nous l'avons rencontré dans la plupart des tubes ensemencés. Ces moisissures sont dues au développement dans un milieu nutritif de spores existant normalement dans un liquide en contact avec l'air ou avec des parois septiques.

Nous en avons vu un assez grand nombre dans l'eau du magasin d'embouteillage : dans les tubes de gélatine ensemencées avec les solutions directes et au 1/10 la gélatine a été liquéfiée, et dans la dilution au 1/100 on retrouve encore une moisissure pour 5 gouttes de liquide incorporé à la gélatine.

A la suite de cette constatation nous avons cherché à nous rendre compte de la cause de ces moisissures. Doit-on incriminer le réservoir situé entre le magasin et la source dans lequel l'eau minérale reste stagnante et en contact plus ou moins immédiat avec l'air ? La chose est fort probable, aussi demandons-nous la suppression de ce réservoir construit d'ailleurs contrairement aux indications de l'ingénieur en chef chargé des travaux de captage et de canalisation.

3° *Eau des bouteilles*. — L'eau sortie de terre aseptique devrait être mise en bouteilles dans de semblables conditions et exportée de même sans contenir de germe. Malheureusement, il n'en est rien ainsi que l'ont prouvé nos expériences.

Nos analyses microbiologiques d'eau des bouteilles ont porté sur trois échantillons pris au hasard :

a). Dans la provision du magasin général de Thonon (quinze jours d'embouteillage) ;

b) Dans la provision du dépositaire de Lyon (un an d'embouteillage) ;

c) Dans la réserve du magasin (16 mois d'embouteillage).

Nous résumons ici sous forme de tableau les résultats fournis par cette triple expérience, sans revenir sur le *modus operandi* qui a été le même que dans l'analyse à la source, sauf la recherche de la dilution qui a précédé tout travail.

GÉLATINE
ensemencée avec l'eau des bouteilles

DATE de l'embouteillage	Dilution	Colonies	Moisissures	Total par centimètre cube	
				des colonies	des moisissures
15 jours	1/10	30	2	300	20
12 mois	1/100	19	1	1900	100
14 mois	1/10	15	2	150	20

BOUILLONS
ensemencés avec l'eau des bouteilles

Date de l'embouteillage	Dilution	Nombre de tubes ensemencés	Nombre de gouttes ensemencées	Nombre de tubes altérés	Total des centimètres³ des Colonies
15 jours	1/100	20	40	6	310
12 mois	1/1000	20	40	3	1870
14 mois	1/100	20	40	2	124

Les chiffres que nous relevons dans les tableaux précé-
dents et à peu près semblables (gélatine et bouillon)
prouvent assez que l'eau minérale de Thonon, mise en
bouteilles, n'est plus aseptique. Toutefois, nous devons

dire que le nombre de bactéries qu'elle renferme est relativement restreint, comparé à la richesse en microorganismes des eaux potables d'alimentation des différentes villes de France.

Si l'on en excepte l'eau des bouteilles prises chez le dépositaire de Lyon, bouteilles ayant séjourné quinze jours dans une cave pleine d'eau, durant la dernière crue du Rhône, on trouve que l'eau de Thonon est peu propre au développement des microbes et que les principes antiseptiques qu'elle contient s'opposent à la pullulation des bactéries. Les expériences de Miquel et de Karlinski sont ici vérifiées, car dans l'eau conservée pendant quatorze mois au dépôt central de Thonon, nous avons retrouvé moins de microorganismes que dans celle bouchée quinze jours auparavant.

Quelles conclusions pouvons-nous tirer de cette étude?

Tout d'abord nous devons attirer l'attention sur le mode de bouchage qui paraît être insuffisant puisqu'il permet la pénétration des germes venant de l'extérieur (bouteilles du dépositaire laissées dans une cave inondée).

En second lieu, nous voudrions obtenir dans les manipulations de l'embouteillage une asepsie assez parfaite pour avoir une eau de conserve aussi pure qu'à la source, condition essentielle pour le transport et l'exportation.

Des instructions officielles existent à ce sujet ; au dernier congrès international d'hydrologie de Clermont-Ferrand (IVe session 1896), le Dr P. Huguet s'est occupé de cette question, nous n'avons donc ici, pour terminer ce chapitre, qu'à reproduire ses conclusions. Les voici :

A. — *Le premier lavage des bouteilles sera pratiqué dans un local distinct de celui servant à l'embouteillage.*

B. — *Les bouteilles subiront une première stérilisation par une immersion prolongée dans de l'eau acidifiée à 100 grammes par litre d'acide sulfurique du commerce.*

C. — *Cette première stérilisation faite, les bouteilles seront transportées au lieu d'embouteillage le goulot renversé.*

D. — *Le lieu d'embouteillage ne doit renfermer que les appareils destinés à faire un dernier rinçage précédant immédiatement la mise en bouteille. Ces appareils devront stériliser l'eau de lavage, soit en portant sa température à 120 degrés sous pression, soit en la faisant passer dans des filtres offrant les garanties suffisantes et souvent visités.*

E. — *Les bouchons doivent être de liège de bonne qualité, gros, purifiés par une immersion de quarante-huit heures dans de l'eau contenant 200 grammes par litre de bisulfite de soude et rincés immédiatement avant leur emploi dans de l'eau stérilisée ou filtrée.*

F. — *Aucun intervalle de temps ne doit exister entre le dernier rinçage et l'emplissage des bouteilles, non plus qu'entre l'emplissage et le bouchage.*

III. — THONON THÉRAPEUTIQUE

THONON THÉRAPEUTIQUE

L'action des eaux minérales sur l'économie est très complexe. Le malade qui, laissant en ville ses occupations habituelles, vient dans une station balnéaire, y trouve un air pur, un calme complet, une tranquillité d'esprit presque parfaite et le plus souvent des distractions qui changent le cours de ses idées. Il marche, fait de l'exercice, autant de conditions salutaires à l'état général. Sous un tel régime, les affections surtout celles d'origine nerveuse disparaissent et si l'on n'y prenait garde on serait tenté d'attribuer à l'effet thérapeutique de l'eau une semblable cure. Ce serait là de la mauvaise foi médicale, fort préjudiciable à la station elle-même.

Attribuer, en effet, à une eau minérale plus de vertus curatives qu'elle n'en possède en réalité, c'est rendre un très déplorable service à une ville de bains. A ce jeu-là, non seulement la station perd tout de suite la clientèle momentanée que lui a value une réclame exagérée, mais elle se perd elle-même dans l'opinion des personnes sérieuses et des médecins soucieux de l'intérêt de leurs malades. En outre, la médecine thermale tout entière voit diminuer sa considération, et fatalement, tombe dans l'empirisme.

Aujourd'hui, heureusement, à la suite de travaux consciencieux, d'observations soigneusement prises et publiées on est arrivé à endiguer ce mouvement. L'hydrologie est devenue une des branches de la thérapeutique, et certes, pas une des moins importantes. Elle a bénéficié de la spécialisation des différentes parties de la médecine ; elle nous fait connaître exactement les stations où l'on soigne telle ou telle maladie, les conditions du traitement, en un mot l'action physiologique et thérapeutique des diverses eaux minérales.

I. — ACTION PHYSIOLOGIQUE
DES EAUX DE THONON-LES-BAINS

L'analyse nous a appris la composition de l'eau de Thonon. Nous savons qu'elle est aseptique, très légèrement alcaline, bicarbonatée nitratée, balsamique, un peu cuivreuse et arsénicale. Les éléments qu'elle contient sont très dilués puisque un litre évaporé donne à peine 0 gr. 330 de matériaux solides. Aussi la première question qui se pose c'est de savoir si, avec une si faible minéralisation, ces eaux peuvent avoir une action sur l'organisme.

L'expérimentation, qui joue un si grand rôle dans les études médicales pourra seule nous permettre de répondre.

Comme les eaux d'Evian, dont elles ont à peu près la

même composition chimique (1), les eaux de Thonon ont sur l'être organisé des effets connus depuis longtemps appréciés par tous, mais bien difficilement expliqués.

Certains auteurs prétendent que ces eaux ne peuvent agir que mécaniquement, vu leur trop faible minéralisation. Ils donnent à l'appui de leur théorie la nécessité pour le malade, venu chercher la santé à Evian ou Thonon, d'absorber une énorme quantité de liquide.

Les autres, au contraire, soutiennent que la grande masse d'eau prise en boisson permet une assimilation des médicaments très facile et d'autant plus grande que le véhicule est plus abondant. D'autre part, sans tomber

(1) Si nous cherchons à comparer les analyses des eaux d'Evian et de Thonon, nous trouvons dans l'*Evian Médical*, du Dr G. Bordet une analyse de l'eau d'Evian, faite à Paris en décembre 1882, par M. J.-A. Barral et qu'ou peut facilement rapprocher de la nôtre.

NOMS DES SUBSTANCES par litre	ÉVIAN	THONON
Acide carbonique	0.1254	0.082
Acide azotique.	0.0040	0.007
Acide phosphorique	0.0005	Traces
Acide chlorhydrique.	Traces	0.002
Acide sulfurique	Traces	0.026
Silice	0.0100	0.040
Chaux	0.1104	0.112
Magnésie	0.0354	0 118
Soude	0.0066	0.04
Fer	0.0014	traces assez abondantes
Arsenic	»	
Cuivre	»	
Alumine	0.0020	
Manganèse	»	Traces résineuses balsamiques.
Matière organique	Traces	
Résidu solide	0.300?	0.328

dans les théories homœopathiques, ils montrent, s'appuyant sur l'expérience, que les effets d'une eau minérale ne sont point les mêmes que ceux d'une solution chimique identique, préparée artificiellement au laboratoire. Les eaux sulfatées d'Aulus, purgatives et diurétiques par exemple, qui contiennent 2 gr., 5 par litre de substance saline totale (dont 1 gr. aa sulfate de soude et de magnésie), donnent dans la journée, quand on en boit trois à quatre verres le matin, sept à huit selles et deux ou trois fois la quantité des urines normales. Si on réunit artificiellement les mêmes doses et la même proportion des substances entrant dans la composition de ces eaux, on n'obtient chez l'expérimentateur qui les absorbera, aucun effet ; il faudra même augmenter la dose vingt ou trente fois sa valeur pour avoir un résultat analogue.

Faute d'explication plus plausible, les partisans de cette théorie admettent donc une activité spéciale aux substances naturellement dissoutes dans une eau médicamenteuse, et, généralisant cette idée, attribuent au rôle chimique les effets physiologiques produits par une eau faiblement minéralisée.

Entre ces deux extrêmes, il y a place pour une théorie moins exclusive, et par cela même, plus vraisemblable. C'est celle que nous adopterons. Elle donne à l'action mécanique le rôle important, sans négliger toutefois les effets chimiques produits par les substances dissoutes dans l'eau.

a) *Rôle mécanique*. — L'eau de Thonon agit sur l'organisme mécaniquement par sa température (11° C) et l'énorme quantité qu'on peut impunément en absorber.

Prise en boisson, elle contracte, par sa fraîcheur, les vaisseaux des organes abdominaux, et, faisant refluer dans la grande circulation, le sang accumulé dans le système de la veine porte, augmente la tension artérielle et sollicite la fonction rénale. On constate ici un reflux analogue à celui qu'on cherche à obtenir sur le tégument externe par l'application de l'eau froide à l'extérieur. De plus, l'estomac, au contact du liquide froid se contracte, il en résulte, après l'absorption, une sécrétion assez intense du suc gastrique pour exciter l'appétit et donner la sensation de faim.

Ce symptôme est constant, comme la diurèse d'ailleurs, qui suit rapidement l'ingestion du liquide (1).

Les effets diurétiques de l'eau de Thonon, qui peuvent s'expliquer en partie par sa basse température, ont surtout pour cause la tension sanguine produite par la grande quantité de liquide ingéré sans fatigue pour l'estomac. Il est surprenant en effet de voir combien de verres d'eau les malades peuvent absorber à jeun, sans peine et sans malaise. C'est même une des caractéristiques de notre station. On doit à Thonon, comme à Evian, boire le matin et boire beaucoup. Il en résulte une augmentation dans la pression intraveineuse, un changement dans la dynamique vasculaire, et finalement une excrétion abondante des urines dont l'acidité toutefois ne sera pas changée à cause de la très faible alcalinité des eaux.

En même temps l'organisme s'est saturé d'un liquide aseptique qui est venu baigner ses éléments primordiaux.

(1) Trois heures au plus après le traitement, l'organisme rend sous forme d'urine, toute l'eau absorbée, plus les 2/10 de son volume. Pour 1 volume absorbé, on aura 1,2 d'urines rendues en plus de la quantité constante et normale, journalière des urines.

On sait en effet que le corps humain est composé d'une infinité de cellules vivantes, différenciées secondairement mais ayant toutes même origine. Chacun de ces éléments vit pour son propre compte, tout en contribuant par son travail aux fonctions générales de l'être. En retour, l'organisme envoie à chacune de ces cellules les matériaux qui lui sont nécessaires pour vivre (oxygène, eau, sels, etc.).

Pour le bon fonctionnement de la cellule et par suite de l'économie tout entière, il faut que le corps absorbe et élimine chaque jour une certaine quantité de liquide. Cette eau entraîne hors du corps les déchets cellulaires (urée, acide urique, phosphates, etc.) dont l'accumulation amènerait de profondes modifications dans l'organisme.

Si on donne à l'économie plus de liquide qu'il ne lui en faut, et c'est le cas dans le traitement par l'eau de Thonon, on activera l'élimination de ces déchets cellulaires, une partie des cristaux d'acide urique formés deviendra soluble et pourra ainsi être entraînée par l'urine. On produira en un mot le *lavage interne* de l'organisme. La cellule se débarrassera ainsi de ses matériaux d'excrétion, et reprendra une vie nouvelle et plus active. En effet, outre le rôle de lavage, l'eau de Thonon active les combustions élémentaires et augmente le chiffre total de l'urée.

Comme résultats obtenus, nous aurons à enregistrer une diminution de la densité de l'urine qui de 1025 tombera à 1001 à la fin du traitement, quand celle-ci contiendra très peu de résidu solide et que le lavage de l'organisme aura été complet.

En outre on constatera chez le malade une augmentation très notable de l'appétit et la sensation de faim. Celle-ci peut facilement s'expliquer par le besoin qu'a l'économie, c'est-à-dire l'ensemble des cellules, de réparer ses forces.

En un mot diurèse et réveil de l'appétit, tels sont les effets mécaniques produits par l'ingestion de l'eau de Thonon.

b) *Rôle chimique.* — Si cette eau était chimiquement pure, on pourrait borner à l'étude mécanique l'explication des phénomènes thérapeutiques qu'elle produit. Il n'en est rien. Si peu minéralisée qu'elle soit, elle contient des substances diverses, très actives (1), associées, parfaitement dissoutes qui, en se trouvant en contact avec la cellule vivante, l'imprègnent et la modifient.

Ces substances, l'analyse nous les fait connaître, nous allons successivement et très succinctement en étudier les effets.

La *chaux* est le corps qu'on retrouve en plus grande abondance dans l'eau minérale de Thonon. Son action sur l'organisme fort bien étudiée par M. le professeur Soulier (2) peut être résumée en deux mots, action sur la nutrition et action altérante. Contrairement aux solutions de chaux artificielles, l'eau minérale calcique est très facilement absorbée et paraît avoir dans l'économie un rôle spécial tonique et reconstituant. Pour les médecins de Contrexéville et de Vittel, cette action sur la nutrition est doublée d'une action altérante dans la diathèse urique. D'après eux, la chaux produirait un entraînement mécanique des urates et de l'acide urique semblable à celui que

(1) Nous avons déjà dit, à propos des eaux d'Aulus, que l'effet produit sur l'organisme par une eau minérale est beaucoup plus fort que celui causé par l'ingestion d'une solution médicamenteuse artificielle, de même composition.

(2) H. Soulier. — *Traité de thérapeutique*, II, p. 135.

l'on remarque pour le potassium et le sodium après l'absorption de soude.

Enfin, la chaux a encore un rôle important au point de vue lithontriptique en dissolvant la mucine qui joint entre eux et comme par un ciment les différents graviers ou grains de sable dont la réunion forme un calcul.

La *soude* et la *magnésie* ne semblent pas jouer dans l'eau minérale que nous étudions d'autre rôle que rendre celle-ci très légèrement alcaline et de contribuer ainsi à son pouvoir diurétique. Nous ne croyons pas qu'il faille leur attribuer les effets légèrement laxatifs, très probablement mécaniques, qui suivent l'ingestion d'une certaine quantité de liquide.

La *silice* et les *silicates* qu'on trouve en quantité relativement assez abondante donnent à l'eau de Thonon la propriété d'être un peu antifermentescible. Ainsi peut s'expliquer le rôle chimique et biologique de ce liquide dans les affections et suppurations des voies urinaires (cystites, blennorrhagies).

L'*acide carbonique* est un excitant du tube digestif, provoquant la sécrétion de l'estomac et de l'intestin. L'*acide azotique* en combinaison (nitrates) agit sur le rein et provoque une diurèse légère (1).

Parmi les métaux que l'analyse nous décèle, nous trouvons de l'*alumine,* base des aluns, sels astringents, du *manganèse* qui exerce sur le sang une action hématogène, paraît-il, très nette (Riche). Comme dans la plupart des eaux où se rencontre le manganèse, se trouve ici

(1) Dans la ville de Foix alimentée par des sources légèrement nitratées on a toujours remarqué cette action, et jamais on n'a trouvé de goutteux parmi ses habitants.

accompagné de *fer* dont il a d'après M. Debierre toutes les propriétés physiologiques et thérapeutiques.

Enfin pour terminer cette énumération, nous devons signaler le cuivre et l'arsenic dont la présence ignorée jusqu'à ce jour permet de comprendre l'action des eaux de Thonon dans certaines affections tributaires du traitement par ces métaux.

Le *cuivre* qu'on retrouve assez fréquemment dans les eaux minérales, longtemps banni de la thérapeutique a repris sa place en médecine après les travaux de Galippe, de Mibelli et ceux de l'école allemande. Actuellement, outre son emploi antiseptique, on l'ordonne avec succès dans l'eczéma, l'herpès, l'ecthyma, le psoriasis et les affections oculaires.

L'arsenic est également donné dans les maladies cutanées, on a cherché à en faire un spécifique interne pour les dermatoses à formes sèches et Wilson ne craint pas de l'appeler « le régénérateur du tégument externe. » La quantité d'arsenic contenue dans l'eau minérale de Thonon est très faible, mais elle est associée aux alcalins et on sait qu'à très faibles doses, dans ces conditions, l'arsenic est un excitant des fonctions : il constitue un médicament d'épargne entravant les mouvements de dénutrition et permettant aux globules rouges de se refaire.

A côté des métaux une théorie nouvelle réserve une place importante dans le mode d'action d'une eau minérale à la matière organique dissoute.

Cette idée, toute nouvelle, compte déjà de nombreux partisans, surtout à l'étranger.

La matière organique dissoute serait composée en

grande partie de corps jusqu'à présent indéterminés au point de vue chimique, mais qu'on peut diviser en substance traversant un dialiseur (sels) et substance ne le traversant pas (matière colloïde). La matière dialisée peut se diviser elle-même en deux, selon qu'elle a la propriété d'absorber ou non l'oxygène.

N'ayant pu terminer les expériences que nous avions l'intention de poursuivre sur la matière organique des eaux minérales de Thonon, nous n'insisterons pas davantage et après avoir dit que cette substance desséchée a une odeur balsamo-résineuse très nette nous aborderons de suite l'étude thérapeutique de l'eau.

Une telle étude ressort directement de la connaissance des effets physiologiques, mécaniques et chimiques que nous venons de faire.

II. — Action thérapeutique des eaux de Thonon

Comme toute eau minérale, l'eau de Thonon considérée dans ses applications thérapeutiques peut être envisagée à un triple point de vue (1).

a) Action principale, c'est-à-dire les spécialisations qui dominent ses applications thérapeutiques ;

b) Action secondaire, ou spécialisations qui moins exclusives sont de nature à prendre une part significative à ses actions;

(1) M. Max Durand-Fardel. — Rapport au congrès d'hydrologie de Clermont-Ferrant (IVe session, 1896) sur la « Spécialisation des eaux minérales ».

c) Action générale ‘qu’elle partage avec l’ensemble de la médication thermale et qui marque la place que celle-ci occupe dans la thérapeutique comme les autres spécialisations principales et secondaires, marquent la place que la station occupe dans la médication thermale.

a) *Action principale.* — Ainsi que nous l’avons vu dans l’étude physiologique, l’eau de Thonon, a une influence manifeste sur la diurèse, elle augmente la quantité des urines sans en diminuer toutefois notablement le chiffre de l’urée. Pour arriver à ce résultat il est indispensable de boire. C’est donc en boisson que l’eau minérale de la Versoie a son principal mode d’action.

De plus, il faut boire *beaucoup*, l’expérimentation ayant démontré que la diurèse n’est augmentée qu’avec des doses de 700 à 800 grammes. On devra donc absorber au minimum un litre, et augmenter progressivement la dose jusqu’à deux et trois litres par jour selon la résistance du sujet et sa constitution.

Cette masse énorme d’eau devra être absorbée rapidement, à jeun, car les liquides pris aux repas ou durant la digestion jouent dans l’organisme un rôle nutritif et non plus de lavage.

Les bains froids qu’on sait favoriser la diurèse pourront dans certains cas être utilement prescrits pour compléter le traitement par la boisson.

Quelle sont les affections organiques qu’une cure hydrique conduite *ut supra* peut améliorer?

En première ligne viennent les MALADIES CHRONIQUES DES VOIES URINAIRES, *uréthrites*, *cystites* (observations I et II). C’est sur elles que l’effet thérapeutique est le plus rapidement produit. Après quelques jours de traitement les malades voient disparaître leurs douleurs et les urines reprennent leur coloration normale.

Les *catarrhes vésicaux* sont également fort améliorés par le traitement hydro-minéral surtout quand ils ont pour cause la présence de *graviers ou calculs dans* la vessie.

Nous avons vu en effet, qu'une des propriétés des eaux de Thonon était de dissoudre la mucine qui réunit entre eux les graviers. Ceux-ci redevenus libres et épars sont assez fins pour être facilement entraînés par l'urine.

La vessie, ainsi débarrassée de ces corps étrangers, n'étant plus soumise à l'irritation produite par eux, reprend son état normal, la guérison est complète surtout si l'on a soin par le traitement hydrique de s'opposer à la formation de nouveaux calculs.

Nos observations sur l'emploi de l'eau de Thonon dans la *néphrite* et *l'albuminurie* sont trop peu nombrenses pour que nous puissions ici prendre parti dans cette grande discussion de l'albuminurie aux eaux minérales. Sur deux cas traités avec de l'eau transportée, nous avons eu un résultat favorable (observation III).

Dans la *goutte,* on a reconnu tout le bien qu'un malade peut retirer du traitement hydro-minéral, agissant surtout par lavage et capable de faire dissoudre les cristaux d'acide urique, déposés dans tout l'organisme. L'eau de Thonon bicarbonatée calcaire ne devra être employée que chez les goutteux présentant une vigueur assez forte pour pouvoir supporter le traitement. Elle sera prise naturellement en dehors des accès, et seulement comme préventif de ceux-ci et modificateur de la diathèse. Dans le même but, on la conseille également aux « candidats à la goutte », c'est-à-dire aux fils de goutteux sujets aux migraines, hémorrhoïdes, et éruptions des toutes sortes.

Un des grands résultats du lavage interne, avons-nous dit, est de réveiller la combustion organique (accroître le chiffre de l'urée) et d'augmenter l'appétit. Si donc avec une ration d'entretien constante on absorbe beaucoup d'eau, on aura une perte de poids pour l'organisme. On a songé à appliquer ce principe au traitement de *l'obésité*. Les succès sont certains toutes les fois que le sujet en expérience veut bien écouter les avis qu'on lui donne plutôt que les réclamations de son estomac (1).

En résumé, maladies des voies urinaires, goutte, gravelle, obésité, telles sont les spécialisations principales d'eau de Thonon-les-Bains.

(b) *Action secondaire*. — A côté de ces spécialisations principales qui dominent toute application thérapeutique, nous devons parler d'un certain nombre d'affections améliorées à Thonon par le traitement hydro-minéral : les dermatoses à forme sèches et catarrhes chroniques des bronches. Nous n'avons pas d'observation personnelle à donner à l'appui de ce que nous avançons, mais nous en trouvons un certain nombre de fort bien prises, très probantes et très nettes, dans la thèse du docteur Genoud et les ouvrages des Docteurs Dubouloz et Vauthier.

C'est par le double traitement des bains et de la boisson

(1) C'est le traitement proposé en 1886 par M. A. Robin Il ne convient qu'aux obèses par défaut de désassimilation, c'est-à-dire ceux dont les urines contiennent peu d'urée ou dont le rapport entre l'urée et les matériaux solides est peu élevée.

modérée qu'on explique les résultats obtenus. Sans entrer dans les longues et ténébreuses théories de l'absorption ou non absorption des sels par la peau, absorption facilitée par les courants électriques, nous croyons qu'ici l'action du contact est très utile, l'arsenic et le cuivre étant des modificateurs puissants de certaines dermatoses sèches telles que : ecthyma, psoriasis, etc.

(c) *Action générale*. — L'eau de Thonon étant froide (11°C) on peut l'employer dans tous les usages hydrothérapiques où une température basse est exigée, soit pour produire des effets reconstituants et toniques, soit pour modifier un état nerveux trop grand. Anémiques et névrosés retireront donc d'un séjour dans notre station les plus heureux effets. Le traitement hydrothérapique, joint aux distractions, à l'exercice en plein air dans un excellent climat aura vite raison de ces organismes, débilités et sans lésion apparente.

Ajoutons que par sa composition légèrement alcaline l'eau de la Versoie exerce sur la peau une action particulière. Elle l'assouplit en ouvrant les pores, en relâchant les fibres contractiles et saponifiant les matières grasses qui recouvrent le tégument externe.

OBSERVATIONS

OBSERVATION I

SALPINGITE. — CYSTITE. — GUÉRISON.

Mme M. M... trente-deux ans, habitant Lyon (Croix-Rousse), atteinte de salpingite et incomplètement traitée depuis quinze mois arrive à la consultation gratuite du docteur Laroyenne souffrant de violentes douleurs vésicales. Les mictions sont impérieuses, fréquentes (quinze fois par nuit), l'urine albumineuse et trouble. Après chaque émission, sensations douloureuses dans le canal de l'urèthre.

Ces symptômes duraient depuis deux mois. Nous lui pratiquons deux lavages de vessie à l'eau de Thonon et lui ordonnons de boire deux à trois bouteilles par jour de la même eau. Pas d'autre traitement.

Quinze jours après, les douleurs ont presque complètement cessé, l'urine a repris sa coloration normale.

OBSERVATION II

URETHRITE CHRONIQUE.

M. A. R..., étudiant, a eu il y a huit mois une uréthrite aiguë d'origine gonococcienne. A l'écoulement abondant et douloureux du début, a succédé une sécrétion matutinale, journalière, indolente et persistante. Les urines renferment encore des filaments qu'on voit à chaque émission tourbillonner dans le liquide.

Sur notre conseil il absorbe en assez grande quantité de l'eau de Thonon (deux à trois bouteille par jour). Nous le revoyons six jours après, il nous dit que les urines sont redevenues claires et limpides et que depuis 48 heures il n'a point vu paraître le matin la goutte uréthrale qui le désespérait.

OBSERVATION III

NÉPHRITE AIGUE.

Françoise B... 42 ans, dévideuse en soies, entre à l'Hôtel-Dieu dans le service du docteur H. Mollière, salle Sainte-Marie, n° 5 le 3 janvier 1896.

Comme antécédents héréditaires, cette malade donne les renseignements suivants : Mère morte du diabète à cinquante ans, père mort accidentellement, ni frères ni sœurs.

Comme antécédents personnels, nous apprenons qu'elle a eu la rougeole et la scarlatine à l'âge de quinze ans. A la suite de la scarlatine, la malade déclare avoir été sujette aux palpitations de cœur, elle ne pouvait s'amuser avec ses compagnes, ni monter les étages sans être très essoufflée. Elle ne sait dire si elle avait à cette époque de l'albumine dans les urines.

A vingt ans, fièvre typhoïde.

Mariée à vingt-deux ans, six enfants.

Depuis sa dernière couche la malade se plaint sans cesse de l'essoufflement et de l'enflure, et malgré des potions de digitale et de caféine qu'elle prend à intervalles plus ou moins réguliers, l'amélioration est peu sensible.

Le 2 janvier 1896, l'essoufflement devient extrême, la cyanose paraît, la malade se décide à entrer à l'Hôtel-Dieu.

Dans son lit, elle ne peut rester couchée, la cyanose est complète, l'œdème a envahi les membres inférieurs, le ventre. Ascite.

Pas de sommeil.

A l'auscultation, on diagnostique, dilatation du cœur droit et myocardite. Pas de souffle.

Rien aux poumons. Pas de fièvre.

Les urines sont rares (225 grammes en 24 heures), rouges, très albumineuses (2 grammes d'albumine par litre).

Traitement au régime lacté (3 litres).

Pendant les trois premiers jours, infusion de feuilles de digitale (0 gr. 50) pour régulariser le cœur. Huit jours après l'institution de ce traitement la quantité des urines variait encore de 350 à 370 grammes par 24 heures.

On lui donne alors une bouteille par jour d'eau de Thonon que nous conseillons de boire en grande partie dans la matinée.

Elle refuse d'abord de continuer ce nouveau traitement trouvant l'eau minérale trop insipide et trop crue. Mais après deux jours ses idées changent au point qu'elle-même réclame chaque matin sa bouteille d'eau. Après l'absorption de la première bouteille, en effet, les urines s'étaient élevées au taux de 750. Deux jours après elles atteignent 1200 grammes puis deux litres. La quantité d'albumine par litre dosée tous les trois ou quatre jours diminuait également sensiblement, si bien que le 11 mars, la malade sort de l'Hôtel-Dieu complètement guérie, l'asystolie a disparu ainsi que les œdèmes et l'ascite. La malade peut se coucher et dormir. Elle urine plus de deux litres par jour et n'a plus dans ses urines que des traces d'albumine.

OBSERVATION VI

ATAXIE LOCOMOTRICE AVEC TROUBLES VÉSICAUX

Claude C... 53 ans, employé de mairie à Lyon, est entré dans le service du docteur H. Mollière à l'Hôtel-Dieu le 11 février 1896 pour ataxie locomotrice progressive. Il possède dès son entrée tous les signes principaux de la maladie de Duchêne : douleurs fulgurantes dans les lombes et les membres inférieurs. Troubles de la sensibilité dans les doigts (sphère du nerf cubital), absence de réflexe rotulien. Troubles céphaliques et oculaires, abolition de la coordination des mouvements, signe de Romberg, oppression et troubles légers laryngiens, rien au cœur, ni au poumon. Pas d'albumine.

G. LOCHON.   16

Bien que le malade nie tout antécédent spécifique on lui constitue dès son entrée le traitement ioduré (KI = 5 gr.)

Huit jours après son entrée est pris de douleurs vésicales très vives avec rétention d'urine. En même temps la constipation s'établit. Celle-ci combattue par les pilules de Magario est vite enrayée tandis que les troubles urinaires persistent. Le malade est sondé régulièrement deux fois par jour et chaque fois on retire des urines en petite quantité et quelque peu purulentes. Après douze jours, le malade ne pouvant toujours pas uriner seul reçoit régulièrement une bouteille d'eau de Thonon dont il boit trois verres le matin à jeun et le reste dans la journée, au dixième jour il est surpris de pouvoir uriner et de voir peu à peu ses urines redevenir claires et normales.

Le 1er juin, nous revoyons le malade, les troubles urinaires n'ont point reparu ; la quantité d'urine émise journellement est normale.

L'ataxie semble également sous l'influence de l'iodure avoir évolué vers la guérison, le malade peut se lever et rester debout sans fatigue plusieurs heures par jour.

CONCLUSIONS

I. — La ville de Thonon-les-Bains jouit, grâce à sa situation au bord du lac Léman, d'un climat tempéré et toujours frais.

II. — Ses eaux minérales sont bicarbonatées, manganésiennes, légèrement balsamiques, arsénicales et cuivreuses.

III. — Elles agissent :

1° Comme eaux de lavage interne dans les maladies de rein, vessie, voies urinaires ;

2° En augmentant la combustion organique et élevant le taux de l'urée (maladies de la nutrition, gravelle, goutte, lithias) ;

3° Par le cuivre et l'arsenic qu'elle renferment, dans certaines dermatoses et affections bronchiques chroniques, psoriasis, ecthyma, catarrhe bronchique ;

4° Par leur température froide qui permet de les employer dans toutes les applications de l'hydrothérapie (névroses, anémies, etc.).

TABLE DES MATIÈRES

MIRE ISO N° 1

AFNOR 92049 PARIS LA DÉFENSE

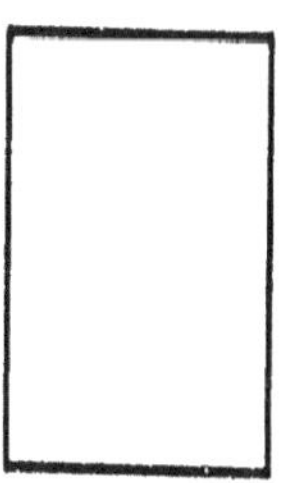

225 250 280

200

45 50 56 63 71 80

90

180 160 140 125 112 100

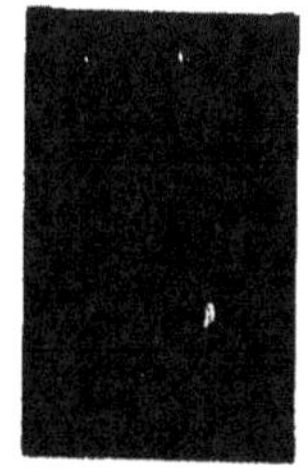

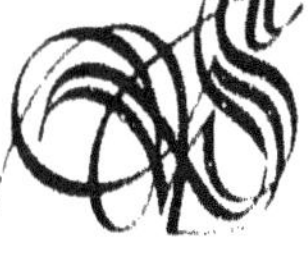

PRODUCTION SCRIPTUM PARIS

en conformité avec NF Z 43-011 et ISO 446:1991

www.ingramcontent.com/pod-product-compliance
Lightning Source LLC
LaVergne TN
LVHW020143070726
842527LV00017B/1155